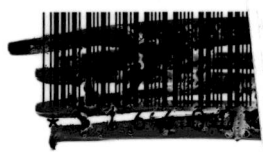

Dr. med. Carsten Lekutat

Meine besten Hausarzt-Tipps

oder:

Wie Kekse Ihr Leben retten können

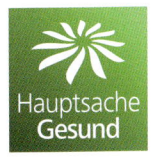

Dr. med. Carsten Lekutat

MEINE BESTEN
HAUSARZT-TIPPS

oder:

Wie Kekse Ihr Leben
retten können

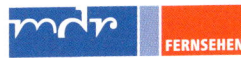

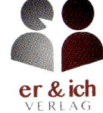

Inhaltsverzeichnis

„Gewohnheit heißt die große Lenkerin des Lebens. Daher sollten wir uns auf alle Weise erstreben, gute Gewohnheiten einzuimpfen."

Francis Bacon, Philosoph (1561–1626)

EIN WORT ZUVOR

Nicht schon wieder ein Gesundheitsratgeber!

Neulich stand ich im Buchladen bei mir um die Ecke und schaute auf das Regal voller Gesundheitsratgeber. Da standen sie – all die Bücher voller schlauer Tipps und Ratschläge. Wie werde ich schlank und schön in nur einer Woche? Wie bekämpfe ich meine Rückenschmerzen mit Feng Shui? Wie entspanne ich richtig mit der Kraft des achtsamen Atems?

Ich stand also vor dem Buchregal und schüttelte meinen Kopf. Einerseits, weil ich die unterschiedlichen Titel auf den Buchrücken lesen wollte und dazu meinen Kopf mal nach links und mal nach rechts beugen musste. Ich schüttelte aber auch meinen Kopf wegen der Erkenntnis, dass all diese Ratgeber ja nicht wirklich etwas nützen. Die meisten Menschen sind auch nach der Lektüre des Diätbuches pummelig. Oder haben trotz Feng Shui Rückenschmerzen. Und in Anbetracht der Lücke, die solch ein Sachbuch in meinem Geldbeutel hinterlässt, fällt es auch mir schwer, tiefenentspannt zu bleiben – trotz achtsamen Atmens.

Seien wir ehrlich, eigentlich braucht man ja nicht einmal ein Ratgeber-Buch. Der Blick in eine Fernsehzeitung reicht. Kolumne um Kolumne und Artikel um Artikel wird uns dort der Mensch und sein Leben erklärt.

Aber nun bringen Sie dieses Buch aus Frust nicht gleich zum Buchhändler Ihres Vertrauens zurück! Ich verspreche Ihnen:

Dieses Buch ist anders! Dieses Buch wirkt!

Das haben die anderen Ratgeber-Bücher auch behauptet? Sie glauben mir nicht? Tja, dann lassen Sie es mich beweisen.

So sah ich früher aus:

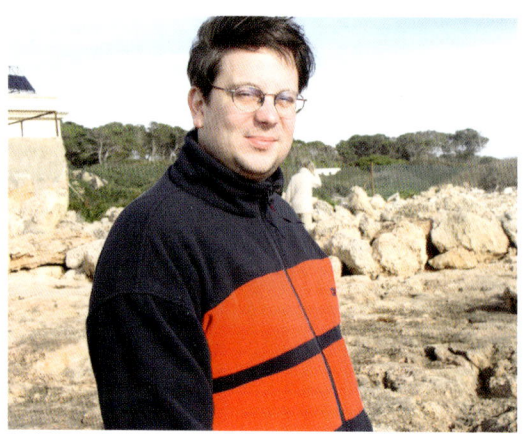

Finden Sie nicht auch, dass mich die Brille etwas dick gemacht hat? Ja, sprechen Sie es ruhig aus: Dr. Lekutat war fett! Und nun für alle, die es noch nicht mitbekommen haben:

Dr. Lekutat war fett!

Das Foto ist nicht ge-photoshoppt. Ich sah so aus. Vor ungefähr zehn Jahren. Erstaunlich, dass mich meine Frau so geheiratet hat, oder? Sie sagte, sie liebt nicht meinen Körper, sondern meinen Humor. Das ist übrigens genau das, was ein Mann hören möchte (das war ironisch gemeint!).

Aber heute trage ich keine Brille mehr, sondern Kontaktlinsen, und sehe so aus:

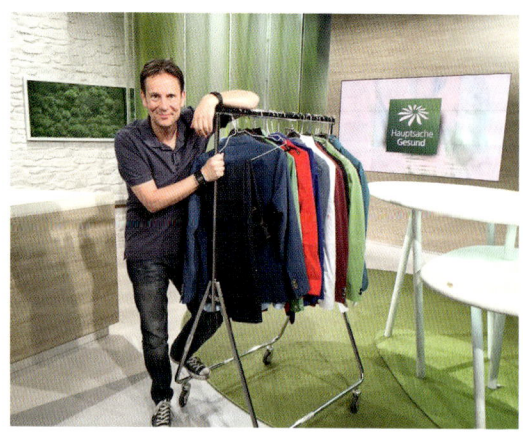

Das Bild ist auch nicht ge-photoshoppt. Ich bin auf dem Bild vielleicht etwas geschminkt. Okay, sehr geschminkt, aber das macht man fürs Fernsehen nun mal so.

Der Punkt ist: man kann sich verändern. Ich habe mich ja auch die Jahre vor dem Dickwerden verändert – nur halt in die falsche Richtung. Der Trick ist einfach, sich in die *richtige* Richtung zu verändern.

Und wie man die richtige Richtung findet und beibehält, davon handelt dieses Buch. Und es geht natürlich nicht nur um Abnehmen oder Diäten. Nein, das Buch ist das Gesamtpaket. Es geht um Gesundheit, Fitness und wohliges Älterwerden. Also tauchen Sie mit mir ein in ein gesundes Leben, und erfahren Sie meine wichtigsten Hausarzt-Tipps.

Und falls Sie das Buch nur wegen des Titels mit den Keksen gekauft haben, fangen wir doch gleich damit an.

Gesunde Kekse – wo gibt es das?

Viele Menschen nehmen über viele Jahre hinweg an Gewicht zu. Hier ein Kilo, dort ein paar Gramm, und am Ende des Jahres stehen zwei Kilo mehr auf der Waage.

Bei mir war das nicht so. Ich wurde eines Morgens wach und hatte plötzlich 20 Kilo zugenommen. Einfach so. Ich konnte auch gar nichts dafür. Gestern war ich doch noch ganz schlank gewesen! – Okay, als Arzt weiß ich natürlich, dass man nicht von heute auf morgen plötzlich 20 Kilo zunehmen kann. Es sei denn, man lagert Unmengen an Wasser in den Beinen ein. Aber es war kein Wasser, was an meinem Körper für das Extragewicht sorgte. Das war – FETT!

Vermutlich hatte ich mir das Polster nicht an einem Tag angefressen. Bestimmt ging das langsam, über viele Jahre, wie bei anderen Menschen auch. Aber wir Männer registrieren die Gewichtszunahme ja nicht einmal an einem enger werdenden Gürtel. Wir schieben die Hose einfach unter den Bauch und freuen uns, dass sie noch immer so gut passt. Ich hatte es einfach nicht bemerkt. Also hatte ich gefühlt wirklich von einem Tag auf den anderen 20 Kilo zugenommen!

An diesen Tag meiner Erkenntnis erinnere ich mich noch genau. Ich stand gut gelaunt unter der Dusche und schaute an mir herab. Doch was war das? Ich blickte noch einmal nach unten. Tatsächlich! Meine Füße waren weg! Ich hatte keine Füße mehr! Aber ich sah ein Leben voller Lasagne, Schweinebraten und Camembert! Und dieser Anblick versperrte meine Sicht nach unten. Weg waren sie, meine Füße – und meine gute Laune auch.

Ich zog meinen Bauch ein. Ich kippte mein Becken nach hinten. Ich machte ein Hohlkreuz. Der Bauch wurde flacher, und da waren sie: meine Zehenspitzen! „Na siehst du", sagte ich zu mir, „du bist ja doch gar nicht dick."

Aber durch die Verrenkung wurde mein Brustkorb nun größer und versperrte mir erneut die Sicht. Meine Pose erinnerte mich an den Torero, den ich als Kind einmal bei einem Stierkampf beobachtet hatte. Ein kleiner dicker Spanier, der sich vor dem gewaltigen Tier aufplusterte. Genau so kam ich mir in der Dusche nun vor. Kampfbereit, nur ohne Stier.

Das Problem mit dicken Ärzten ist, dass sie mit jedem Kilo für ihre Patienten doch sehr an Glaubwürdigkeit verlieren. Normalgewicht vom Patienten verlangen und selber viele Pfunde zu viel mit sich herumtragen – das geht nicht.

Es musste etwas passieren, das war klar. Die Wampe musste weg. Nichts leichter als das! Schließlich bin ich ja Arzt! Ich hatte doch oft genug meinen Patienten erklärt, wie einfach das geht! „Ein bisschen die Ernährung umstellen und regelmäßig bewegen kann ja nicht so schwer sein", dachte ich mir. Abnehmen ist ganz leicht, man muss nur genügend motiviert und diszipliniert sein. Und ich war total motiviert und diszipliniert. Jedenfalls in diesem Moment unter meiner Dusche.

Diäten und der Jojo-Effekt

Ich begann sofort mit verschiedenen Diäten und Ernährungsprogrammen. Das Resultat ließ nicht lange auf sich warten: Ich konnte beim Duschen meine Füße nach einiger Zeit selbst mit den spektakulärsten Verrenkungen nicht mehr sehen. Jedes Kilo, das ich mühsam abspeckte, kam zurück und brachte

Freunde mit: kleine weitere Fettpölsterchen. Jetzt wusste ich: Den Jojo-Effekt, der dazu führt, dass man nach einer Diät wieder an Gewicht zunimmt – und zwar meistens mehr, als man abgenommen hatte –, gibt es wirklich.

Ich wurde immer dicker!

Eines Morgens saß ich, wie immer, in meiner Sprechstunde. Einer meiner Patienten war Kurt Droske, ein Mittachtziger und ein kerngesunder Mann. „Sie haben ganz schön zugelegt, Herr Doktor", sagte Herr Droske.

Ich mag das gar nicht, wenn mich Patienten auf meine Befindlichkeit ansprechen. Denn häufig haben sie recht. Aussagen wie: „Herr Doktor, Sie sehen heute aber müde aus", machen mich meistens erst richtig müde. Und dass mich Kurt Droske auf mein Gewicht ansprach, gefiel mir auch nicht.

„Haben Sie es denn schon einmal mit einem Teller Kekse versucht?", wollte der alte Herr von mir wissen.

„Ja, deshalb sehe ich ja so aus", wollte ich antworten, biss mir aber auf die Zunge und schaute etwas erstaunt.

Der Trick mit den Keksen

„Ich selber habe mit Keksen zehn Kilo abgenommen", sagte mein Patient. „Und nicht nur das. Ich bin seitdem fitter und habe viele Dinge in meinem Leben besser im Griff."

Erstaunt hörte ich zu, als Herr Droske mir seinen Trick mit den Keksen erläuterte. Er erzählte und erzählte, und meine Begeisterung wuchs. Es ging nicht nur um eine einfache Diät. Es ging um eine Strategie, mit der man es tatsächlich schaffen kann, sein Leben gesünder zu gestalten, ohne sich sonderlich anstrengen zu müssen. Und ganz nebenbei nimmt man sogar das ein oder andere Kilo ab.

Am Tag nach meinem Gespräch mit Herrn Droske begann ich sofort mit der Keks-Strategie.

Und ich habe mithilfe der Kekse nicht nur 23 Kilo abgenommen und viele Punkte in meinem Leben verändert. Die Keks-Strategie hat seitdem mein eigenes Leben und das vieler meiner Patienten verändert. Also lassen Sie uns eintauchen in das Geheimnis der Kekse!

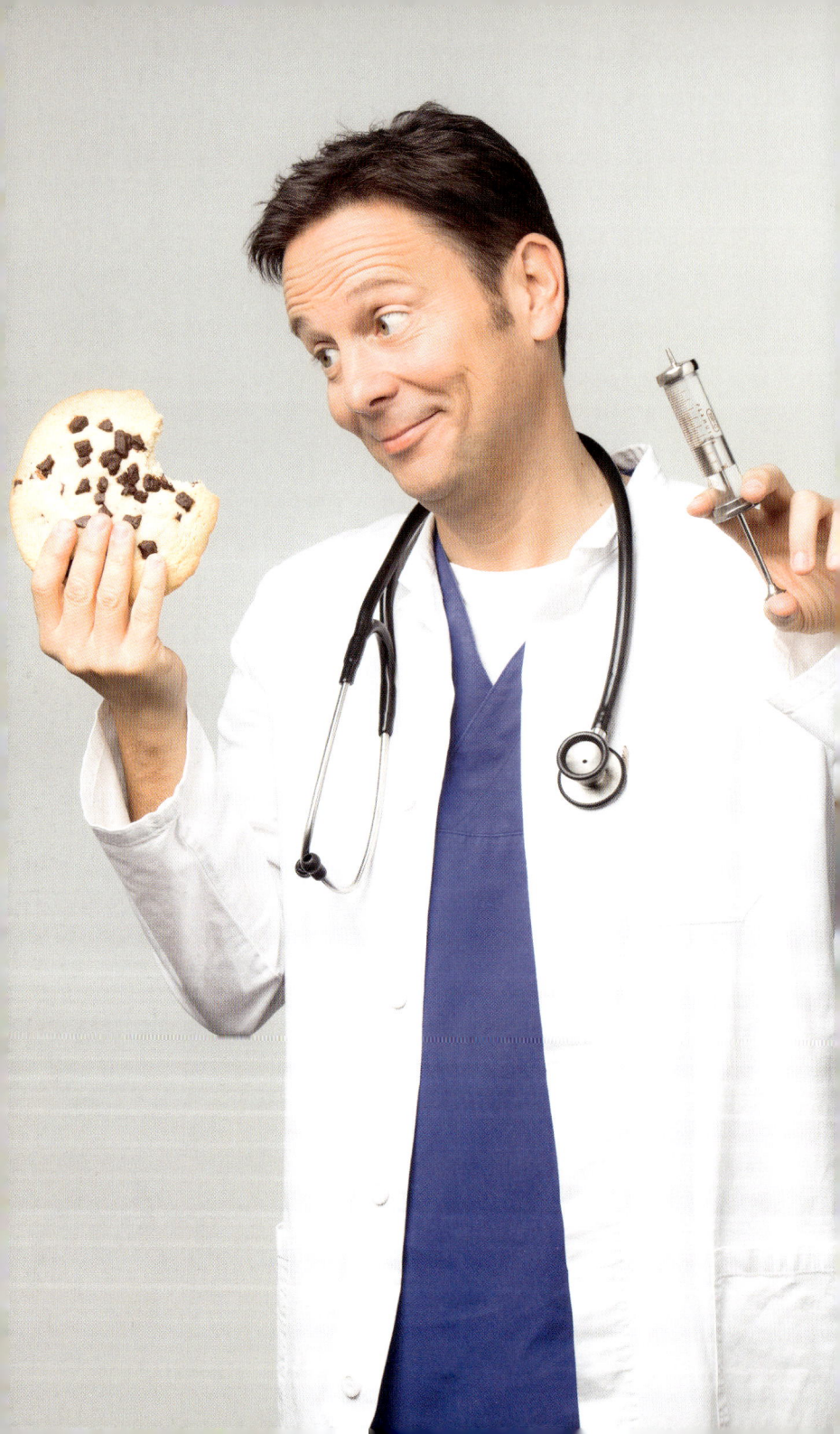

KEKSE FÜR IHRE GESUNDHEIT

Wenn ich meinen Patienten erzähle, dass Kekse **gut für die Gesundheit** sind, ernte ich häufig erstaunte und skeptische Blicke. Aber in der Tat können Kekse **viel für ein gesundes Leben** tun. Und es geht nicht nur um einen einzelnen Keks. Es geht um die **Keks-Strategie.**

ES BEGINNT MIT EINEM TELLER KEKSE

Die Keks-Strategie lässt sich mit wenigen Worten zusammenfassen:

> **Stellen Sie sich einen Teller leckerer, verführerischer Kekse an eine Stelle in Ihrer Wohnung, an der Sie mehrfach am Tag vorbeigehen. Und bei jedem Vorbeigehen essen Sie genau KEINEN Keks.**

Das ist alles. Es ist die perfekte Strategie für mehr Gesundheit und Fitness.

Wenn Sie jetzt enttäuscht sind, können Sie das Buch vielleicht noch zurückgeben oder verschenken. Vorausgesetzt natürlich, Sie haben auf den ersten Seiten noch keine Anmerkungen an den Rand geschrieben oder wichtige Stellen mit Eselsohren markiert.

Wenn Sie die Idee der Kekse allerdings faszinierend finden und wissen wollen, was dahintersteckt und wie sie auf Ihre Gesundheit wirkt, dann lesen Sie ruhig weiter.

Schauen wir uns das mal etwas genauer an: Was passiert, wenn ich an einem Teller voller leckerer Kekse vorbeigehe?

Ich: „Hm. Leckere Kekse. Ich sollte einen essen!"

Mein Gehirn: „Nein. Du hast doch dieses Buch gelesen. Der Teller ist dafür da, dass du keinen Keks isst!"

Ich: „Die sehen aber verdammt lecker aus."

Mein Gehirn: „Nun stell dich mal nicht so an. Du wirst dich doch einmal zusammenreißen können."

Ich:	„Okay, dieses eine Mal lasse ich den Keks liegen."

Natürlich fällt es mir leicht, diesen einen Keks beim Vorbeigehen nicht zu essen. Es ist eine Entscheidung, die mir gelingt. Sie tut auch nur ein kleines bisschen im Herzen weh (schließlich sehen die Kekse verdammt lecker aus).

Die Entscheidung gegen den winzigen Keks ist ganz anders als die großen Entscheidungen des Verzichts, die ich sonst bei einer Diät treffen muss: Ich kann die kleine Entscheidung leicht treffen. Aber unterschätzen Sie sie nicht: Auch die kleinen Entscheidungen haben weitreichende Auswirkungen.

Zunächst einmal erinnert sie mich daran, dass ich auf mein Gewicht achtgeben wollte. Ich signalisiere meinem Unterbewusstsein also: Ich gebe auf mich acht. Ich kann NEIN sagen. Diese Kleinst-Entscheidung wird aber unbewusst auch andere Entscheidungen des Tages beeinflussen. Ein Beispiel:
Ich sitze am Tisch vor einem Teller Pommes.

Ich:	„Vielleicht sollte ich noch etwas mehr Mayonnaise nehmen. Die Pommes schmecken sonst so trocken."
Mein Gehirn:	„Hallo! Dann hättest du ja gleich den Keks vorhin essen können!"

Wenn ich den kleinen Keks schon nicht gegessen habe, obwohl er wirklich lecker aussah, werde ich auch andere Ernährungsentscheidungen im Laufe des Tages anders treffen. Vielleicht etwas weniger Mayonnaise auf die Pommes? Oder doch den Apfel anstelle der Praline? Sonst hätte ich ja gleich den Keks essen können. Und das Gute daran, das funktioniert ganz unbewusst, Sie müssen sich zu diesen Entscheidungen nicht mühsam durchringen.

Stellvertreter-Entscheidungen

Bei der Keks-Strategie von Herrn Droske geht es aber nicht nur um Kalorien und ungesunde Fettsäuren. Das wirklich Geniale an dem Konzept ist der Entscheidungsprozess, der durch den Keksteller angestoßen wird. Und das funktioniert nicht nur beim Abnehmen, sondern in fast allen Bereichen unserer Lebensführung: Kleine Entscheidungen haben große Wirkungen – auch wenn sie nur stellvertretend getroffen werden.

Wir reden also nicht nur über Kekse auf einem Teller, sondern um Entscheidungen, die so klein sind wie Kekse, aber eine große Auswirkung auf unsere Willenskraft haben. Diese Entscheidungen habe ich daher Keks-Entscheidungen getauft.

Unsere Willenskraft funktioniert wie ein Muskel

Man kann sich die Kraft unseres Willens wie einen Muskel vorstellen. Einen Muskel, den man trainieren kann und muss. Sie würden schließlich auch nicht in ein Fitnessstudio gehen, bereits am ersten Tag den Kraftraum aufsuchen und erwarten, dass Sie die 100-Kilo-Hantel stemmen können. Sie fangen natürlich mit den leichteren Gewichten an. Und genauso sollten Sie auch die anderen Entscheidungen im Leben sehen. Trainieren Sie Ihren Entscheidungsmuskel: Lassen Sie die Kekse liegen, ohne sie zu essen!

Die Keks-Strategie funktioniert nicht nur bei der gesunden Ernährung, sondern in allen Bereichen des Lebens. Treffen Sie Keks-Entscheidungen für Ihre Gesundheit!

Alltagsentscheidungen – die Wissenschaft hinter den Keksen

Ich weiß nicht, wie viele Entscheidungen wir im Laufe eines Tages treffen. Einige Wissenschaftler gehen davon aus, dass es mindestens 100.000 sein müssen.

„Soll ich den Wecker noch einmal ausstellen und weiterschlummern?", ist meistens die erste Entscheidung meines Tages. „Welche Zahnpasta benutze ich?", „Welche Socken ziehe ich heute an?", „Mache ich mir einen Kaffee zum Frühstück, oder trinke ich lieber Tee?", „Soll ich den Keks auf dem Teller im Flur essen?" … Die Liste der Mikro-Entscheidungen ist lang. Die meisten Entscheidungen treffen wir glücklicherweise ganz automatisch, ohne groß darüber nachzudenken. Müssten wir uns bewusst um sie kümmern, wären wir wie gelähmt. Wir könnten unseren normalen Alltag einfach nicht mehr bewältigen. Aber genau diese Entscheidungen bestimmen unser Leben.

Unsere Kekse stehen für diese kleinen Entscheidungseinheiten. Entweder entscheiden wir uns *für* einen Keks, oder wir entscheiden uns *gegen* ihn. Ein Keks ist eine kleine, machbare Entscheidung. „Keks" bedeutet also:

Kleine Entscheidung – kleine Schritte.

Im Falle des Kekstellers beim Abnehmen müssen wir uns gegen den realen Keks auf dem Teller entscheiden. Dadurch trainieren wir unseren Entscheidungsmuskel, um auch anderen Verlockungen zu widerstehen.

Der Entscheidungsmuskel ermüdet im Laufe des Tages

Sich zu entscheiden, auch nur bei kleinen Entscheidungen, ist anstrengend. Wir brauchen dafür Kraft, und unsere Kraft ist begrenzt – sie ermüdet wie ein Muskel.

Falls Sie einmal eine Diät gemacht haben, kennen Sie das Phänomen bestimmt allzu gut. Beim Frühstück machen Sie noch alles richtig. Sie entscheiden sich für das Knäckebrot und lassen das Brötchen links liegen. Auch verzichten Sie auf den Speck mit Rührei und greifen stattdessen lieber zum Obst-Müsli (was – nebenbei bemerkt – aber auch eine stattliche Menge an Kalorien liefert).

Beim Mittagessen sieht das dann schon anders aus. Sie wollten eigentlich den Salat ohne Dressing nehmen, aber ein Löffelchen kann doch nicht schaden. Und auch der Schafskäse macht den Salat doch erst richtig schmackhaft.

Beim Abendbrot ist der Entscheidungsmuskel dann wirklich müde. Alle guten Vorsätze, die Gurken und Frischkäse umfassten, werden kurzerhand über Bord geworfen und machen dem Schnitzel mit Pommes Platz.

Zu viele Entscheidungen machen uns das Leben schwer

Wie schon gesagt, wir müssen jeden Tag eine Vielzahl von Entscheidungen treffen. Und das ist anstrengend und erfordert einiges an Disziplin. Auch die Wissenschaft ist heute überzeugt, dass unsere Entscheidungskraft ähnlich wie ein Muskel funktioniert.[1]

Es gibt in der heutigen Zeit sehr viele Reize, denen wir ausgesetzt sind. Laufen Sie doch einmal mit offenen Augen durch die Stadt. Von jedem Plakat an der Wand, aus jedem Schaufenster strömen sie auf uns ein.

Oder verbringen Sie einmal ein paar Minuten auf Facebook. Das Leben der anderen ist erstaunlicherweise interessanter und schöner als das eigene – zumindest wenn man dem sozialen Netzwerk Glauben schenkt. Die Bilder und die Erlebnisse der „Freunde" laden ein, Ähnliches zu erleben. Und wer sehnt sich nicht nach Urlaub unter Palmen oder zumindest einer Piña Colada in der Mittagspause, während er im Büro mit der Tabellenkalkulation kämpft. Aber dem geben wir in der Regel nicht nach. Nein, wir dürfen zwar einen Blick auf die Bilder und Plakate werfen, müssen uns dann aber wieder der ungeliebten Tabellenkalkulation in der Firma zuwenden – Schwerstarbeit für den Willenskraft-Muskel!

Das ist auch einer der Gründe, weshalb uns eigentlich einfache Entscheidungen, wie zum Beispiel gesünder zu essen oder sich mehr zu bewegen, so unglaublich schwerfallen. Wir sind einfach müde. Vor allem, wenn wir bereits viele Entscheidungen im Laufe des Tages treffen mussten.

Nur sind wir uns dieser Ermüdung leider meistens nicht bewusst. Wir glauben, dass wir immer Herr unserer Sinne und unserer Entscheidungen sind.

Muskeln lassen sich trainieren — der Willenskraft-Muskel auch

So wie wir einen Muskel im Fitnessstudio trainieren können, so können wir auch unsere Willenskraft stärken.

Zurück zu unserem Keksteller: Natürlich strengt uns die Mikroentscheidung, den leckeren Keks nicht zu essen, an. Und der Verzicht auf den Keks könnte in der Folge sogar dazu führen, dass unsere Willenskraft abnimmt, wir also doch leichter zu Torte und Pizza greifen.

Allerdings wird die Keks-Entscheidung bewusst getroffen und unterbricht dadurch die Kette der vielen unbewussten Entscheidungen, die wir im Laufe eines Tages fällen. Es ist das kleine Extra an willentlicher Entscheidung, die wir treffen, das den Trainingseffekt ausmacht.

Und so kennen wir das von jeder Art von Training: Wir müssen uns fordern, damit ein Trainingseffekt entsteht. Wir müssen erst lange die Zehn-Kilo-Hantel stemmen, bis wir schließlich die 100 Kilo schaffen.

Haben wir die Willenskraft erst einmal gestärkt, können wir sie für all die Entscheidungen nutzen, die uns sonst so schwerfallen: mehr Sport treiben, gesünderes Essen kochen, für mehr Entspannung sorgen und so weiter. Der Weg zu einem gesünderen Leben steht uns offen.

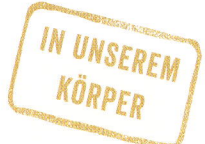

Willenskraft für neue Pfade

Ich liebe Jogging. Eine meiner Joggingstrecken ist der Weg von mir zu Hause in die Praxis. Er führt über Felder, durch einen Wald und ein kleines bisschen durch die Stadt. Ich versuche, das ganze Jahr über zu laufen, im Frühling und im Sommer, im Herbst und auch im Winter. Ganz besonders liebe ich es, den Wechsel der Jahreszeiten dabei zu erleben.

Jedes Jahr mache ich auf meiner Laufstrecke dieselbe Erfahrung: Beim Umrunden einer kleinen Wiese kürze ich den Weg meistens etwas ab. Ich laufe also nicht um die Ecke des Parks herum, sondern schneide eine Kante ab. Dabei verlasse ich den Weg und laufe über das Gras. Im Frühling ist der Rasen noch frisch und ich bin fast immer der Erste, der den kürzeren Weg nutzt. Aber anscheinend machen das andere Menschen, die auf dem Weg zur nahegelegenen Bushaltestelle sind, auch. Nach und nach verschwindet der Rasen, und ein kleiner Pfad entsteht. Im Sommer ist dann ein richtiger Weg daraus geworden, der als Abkürzung zur Bushaltestelle und mir als Joggingstrecke dient.

Ich frage mich immer, warum die Park-Planer nicht gleich die Ecke abgeschnitten und einen kürzeren Weg gebaut haben. Nun gut, sie werden ihre Gründe dafür haben. Ich bin kein Städtebauer, sondern Arzt. Aber als Arzt erinnert mich der Trampelpfad an unser Gehirn. Unser Verhalten hinterlässt im Gehirn ebenfalls Trampelpfade. Und so ein Pfad erhält sich von alleine, je länger er existiert und je attraktiver die Abkürzung ist. Und genauso wie der Park ist unser Gehirn plastisch. Das bedeutet, es passt sich im Laufe unseres Lebens an die Gegebenheiten an. Das Schöne daran: Unser Gehirn kann sich auch im hohen Lebensalter noch verändern und anpassen. Neue Bahnen werden auch bei hochbetagten Senioren gebildet.

Aber einen neuen Verhaltens-Pfad anzulegen ist anstrengend und unbequem. Dennoch ist es möglich. So wie man im Park auch erst das Gras niedertreten muss, um sich dann Schritt für Schritt einen neuen Weg zu bahnen, so müssen wir mit kleinen Schritten auch neue Pfade in unserem Gehirn schaffen. Und dafür brauchen wir Willenskraft.

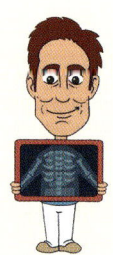

GESUNDHEIT UND KRANKHEIT

Als Hausarzt finde ich es immer wieder erstaunlich, wie gesund Menschen eigentlich sein können. Als ich früher Assistenzarzt im Krankenhaus war, kamen meistens Schwerkranke auf meine Station. Wir Ärzte hatten alle Hände voll zu tun, Leib und Leben unserer Patienten zu retten. Nach einiger Zeit meiner Tätigkeit im Krankenhaus glaubte ich, dass Krankheit der eigentliche Normalzustand ist.

Als ich dann in die Hausarztpraxis wechselte, war ich überrascht, wie viel Gesundheit in uns steckt. Krankheit ist glücklicherweise für die meiste Zeit unseres Lebens die Ausnahme, auch wenn viele Ärzte das nicht glauben wollen.

Zwar drückt hier und da mal etwas, und wir haben durchschnittlich ganze fünf Jahre unseres Lebens eine verstopfte Nase und Husten, aber Krankheit kann man das eigentlich nicht nennen.

Da wir glücklicherweise aber einige Zeit auf diesem Planeten verbringen dürfen – der durchschnittliche Deutsche immerhin fast 81 Jahre –, trifft es die meisten von uns dann doch irgendwann: Wir werden krank. Und spätestens in diesem Moment stellt sich die Frage: Hätte man das nicht irgendwie verhindern können?

Krankheiten zu verhindern ist so eine Sache. Wenn man nur einen Menschen beobachtet, wird man nie wissen, ob eine bestimmte Verhaltensweise eine Krankheit verhindert hat. Wenn die Krankheit nicht auftritt, weiß man ja nicht, ob sie aufgetreten wäre, hätte man sich anders verhalten. Wissenschaftler nennen das Phänomen „n = 1-Phänomen", weil die Gruppe der beobachteten Patienten genau „1" beträgt.

Der Buchstabe n bezeichnet also die Menge der untersuchten Personen. Besser wäre daher eine Untersuchung mit $n = 1.000$ oder noch besser $n = 100.000$.

Die „n = 1-Falle"

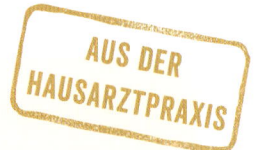

Ich selbst bin auch einmal in so eine „n = 1-Falle" gelaufen. „n = 1" bedeutet, dass die beobachtete Gruppe genau einen Patienten umfasst.

Ich wurde damals von einem meiner Patienten mit starkem Übergewicht, Herrn Dübel, angesprochen, ob ich ihn nicht gegen die Fettleibigkeit akupunktieren könnte. Da ich eine Ausbildung als Akupunkturarzt gemacht hatte, stimmte ich zu und begann mit der Therapie. Zweimal in der Woche kam Herr Dübel in meine Nachmittagssprechstunde und ließ sich von mir nadeln.

Nach nur drei Wochen begannen die Pfunde zu purzeln. Wir freuten uns beide wie Schneekönige und fuhren natürlich mit der Therapie fort.

Über all die Wochen hinweg nahm der Patient Kilo um Kilo ab. Ich fühlte mich wie ein Wunderheiler und war fest überzeugt, dass ich wohl ein begnadeter Akupunkturarzt sein müsste. Ich bot auch anderen Patienten diese Wundertherapie an – leider ohne Erfolg. Aber das wollte ich nicht wahrhaben. Es hatte doch bei Herrn Dübel so gut funktioniert.

Eines Tages und viele Kilo später erzählte mir mein Patient, dass er aufgrund der Akupunktur auch viel Geld sparen würde. Er wurde nämlich jeden Abend in seinem griechischen Stammrestaurant zu Abend essen, aber halt nicht am Montag und am Donnerstag, weil er da bei mir zur Akupunkturtherapie sei. Diese beiden Abende würde er aus Zeitmangel nur einen Apfel essen und dann zu Bett gehen.

Ich rechnete aus:

Ein Besuch im griechischen Restaurant: 1.000 kcal
Zwei Besuche pro Woche: 2 x 1.000 kcal = 2.000 kcal
Ein Apfel pro Abend: 90 kcal
Zwei Äpfel in der Woche: 2 x 90 kcal = 180 kcal
Gesparte Kalorien pro Woche
durch die Akupunktur: 2.000 − 180 = 1.820 kcal
Gesparte monatliche Kalorien: 4 x 1.820 = 7.280 kcal

Um ein Kilogramm Fett abzunehmen, muss man unge-fähr 7.000 kcal einsparen. Die Akupunktur sorgte also für einen Gewichtsverlust, aber nicht aufgrund der Nadeln, sondern aufgrund der Gyros-Abstinenz.

Die „n = 1-Falle" hatte zugeschlagen. Weil die Akupunk-tur einem Patienten geholfen hatte, glaubte ich, sie wür-de allen Patienten helfen. Und bei dem einen Patienten war es nicht einmal die eigentliche Therapie, die für eine Besserung gesorgt hatte.

Ich erzähle diese Geschichte oft in meiner Sprechstun-de. Und ich lache mit meinen Patienten dann häufig gemeinsam darüber. Was mich immer wieder erstaunt: Viele Patienten sagen daraufhin:

„Lustige Geschichte, Herr Doktor. Aber meinen Sie, Akupunktur könnte möglicherweise auch mir beim Ab-nehmen helfen?"

Der Wunsch ist halt manchmal größer als die Vernunft – und da unterscheiden sich Arzt und Patient in keinster Weise.

Glücklicherweise können aber auch Wünsche in unse-rem Körper viel Positives bewirken. Zum Beispiel beim Placebo-Effekt. Der Glaube an die Wirkung eines Medikamentes oder einer Therapie kann tat-sächlich auch eine heilende Wirkung haben (auch wenn das „Schein"-Medikament gar keine Wirk-stoffe enthält). Vielleicht funktioniert dies auch bei der Abnehm-Akupunktur.

Das Zwillingsproblem

Wenn man ein Zwilling wäre, könnte man vielleicht schon etwas mehr über die Auswirkungen des Verhaltens auf unsere Gesundheit erfahren. Wenn beispielsweise ein Zwilling raucht, der andere nicht, und der Raucher-Zwilling nun Lungenkrebs bekommt, dann liegt die Schlussfolgerung nahe: Rauchen verursacht Krebs. Aber so einfach ist das natürlich nicht. Der rauchende Zwilling könnte ja beispielsweise auch mit Asbest gearbeitet haben und deswegen am Tumor erkrankt sein. Wir brauchen also eigentlich Drillinge oder sogar Vierlinge, um eine genauere Aussage treffen zu können.

Da nicht so viele Mehrlingsgeburten für Studien zur Verfügung stehen, begnügt sich die Wissenschaft damit, möglichst viele Menschen zu beobachten, auch wenn sie nicht miteinander verwandt sind, und dann ihre Schlussfolgerungen aus den Beobachtungen zu ziehen. Je größer die Gruppe der beobachteten Menschen, umso genauer ist folglich die Aussage, die sich treffen lässt.

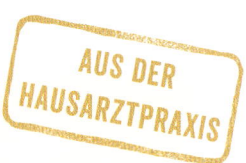

AUS DER HAUSARZTPRAXIS

Ein Arztgespräch

In meiner Praxis kläre ich meine Patienten natürlich über einen gesunden Lebensstil auf – oder zumindest darüber, was Mediziner heutzutage darunter verstehen. Häufig läuft das Gespräch ungefähr so ab:

Ich: „Sie sollten weniger rauchen."

Patient: „Wieso? Ich habe überhaupt keine Probleme, keinen Husten, kein Räuspern, und laufen kann ich auch noch gut."

Ich: „Aber Rauchen schädigt Ihren Körper. Es greift die Lunge an und macht Ihre Gefäße kaputt."

Patient: „So viel rauche ich doch gar nicht. Höchstens 20 Zigaretten pro Tag."

Ich: „Eine einzige Zigarette ist auch schon zu viel."

Patient: „Meine Tante Erna hat auch 40 Jahre lang geraucht. Der ging es immer gut. Nachdem sie aufgehört hat, ist sie gestorben."

Ich: „Das tut mir leid für Ihre Tante, aber Sie sollten wirklich aufhören."

(Langsam gehen mir die Argumente aus, aber mein Patient hat noch das ultimative Rauchen-ist-doch-gar-nicht-schlimm-Argument auf Lager:)

Patient: „Ich rauche schon seit Jahren, mir ist noch nie etwas passiert."

Das ist ungefähr so, als würden Sie ohne Fallschirm aus drei Kilometern Höhe aus dem Flugzeug springen und nach zwei Kilometern sagen: „Was brauche ich einen Fallschirm? Ist doch bislang alles gutgegangen!"

Beim Rauchen ist die Situation natürlich eindeutig. Wir wissen heute: Rauchen ist ungesund! Da gibt es keine Diskussion.

Das war übrigens nicht immer so: Früher glaubten sogar viele Ärzte, dass Rauchen die Lunge kräftige – man wusste einfach noch nicht um die Schädlichkeit des Rauchens.

Ich bin gespannt, was zukünftige Generationen über uns denken werden.

Dass Tante Erna trotz ständigen Rauchens keinen Krebs bekommen hat, ist schön für sie. Trotzdem lässt sich daraus keine Aussage ableiten, dass Rauchen nicht schädlich ist.

Diese eigentlich banale Tatsache vergessen wir leider allzu oft. Übrigens: Auch wir Ärzte lassen uns von Einzelfällen gerne beeindrucken. Eine gute oder schlechte Erfahrung mit einer Therapie bei einem Patienten beeinflusst unter Umständen über Jahre hinweg die ärztlichen Entscheidungen.

Aber vor allem Dinge, die ich am eigenen Leib erfahren habe, beeinflussen meine Wahrnehmung. Wenn ich als Arzt selber Kettenraucher bin, werde ich meine Patienten weniger vehement vom Rauchstopp überzeugen wollen. Habe ich allerdings selbst eine chronische Lungenerkrankung vom Rauchen und bin mein Nikotin-Laster dann irgendwie losgeworden, werde ich sicherlich viele Patienten in Raucher-Entwöhnungsgruppen schicken.

Medizin ist nicht nur Wissenschaft, sondern auch Kunst. Daher sind persönliche Erfahrungen wichtig. Sie dürfen aber nicht darüber hinwegtäuschen, dass wissenschaftliche Ergebnisse vielleicht ganz andere Erkenntnisse bringen. Den Assistenzärzten in meiner Praxis sage ich: „Ihr dürft von der Leitlinie abweichen. Ihr müsst aber gut begründen, warum."

Mit diesem Wissen im Hinterkopf können wir uns nun den Ursachen und dem Vermeiden von Krankheiten zuwenden.

Was uns krank macht

Grob zusammengefasst, gibt es drei Ursachen für Krankheiten. Ich nenne sie: „Die drei Vs der Krankheit" oder, etwas lautmalerisch, „Der kranke Pfau":

- Veranlagung
- Verhalten
- Verdammtes Pech

Die Veranlagung liegt buchstäblich in unseren Genen. Wir können unsere Gene nicht ändern, sie sind uns als Bauplan auf die Lebensreise mitgegeben worden. Interessanterweise können Gene allerdings ein- und ausgeschaltet werden. Und das lässt sich durchaus verändern. Ein ganzes Spezialgebiet der Genetik, die sogenannte Epigenetik, befasst sich mit diesem Phänomen.

Unser Verhalten hingegen liegt in unseren eigenen Händen. Vielleicht nicht ganz. Viele Verhaltensweisen erinnern eher an einen Autopiloten als an bewusste Entscheidungen. Und teilweise kommt es mir in meiner Sprechstunde leichter vor, eine Gentherapie durchzuführen, als das Verhalten meiner Patienten zu verändern. Aber die Keks-Strategie kann uns helfen, das Verhalten anzupassen, und uns damit zu einem gesünderen Lebensstil verhelfen.

Verdammtes Pech? Ja, denn es gibt Krankheiten, die können wir einfach nicht verhindern. Da können wir uns auf den Kopf stellen, bei Mondschein eine Katze vergraben oder löffelweise Penicillin schlucken. Viele Erkrankungen sind einfach Pech. Sie können einen schönen Meißner Porzellanteller immer pflegen und nur benutzen, wenn Tante Erna (die Raucherin) zu Besuch kommt. Vielleicht fällt der Teller irgendwann mal runter und zerbricht. Das ist dann verdammtes Pech und sehr ärgerlich. Und genauso ist das auch mit unserem Körper.

Die gute Nachricht: Wir können etwas tun!

Wir können aber durchaus einiges dafür tun, um fit und gesund zu bleiben. Nämlich wenn wir uns um das zweite V des kranken Pfaus kümmern: unser Verhalten.

Natürlich können wir jeden Tag Sport treiben, regelmäßig zur Vorsorge gehen, viel frisches Obst und Gemüse essen und trotzdem krank werden. Man kann alles richtig machen und trotzdem kann etwas Falsches dabei herauskommen. Das ist dann entweder V Nummer drei (also Pech) oder die Statistik, die uns in die Quere kommt. Denn durch eine gesunde Lebensweise verhindern wir Krankheiten nicht, wir vermindern nur die Wahrscheinlichkeit, dass sie auftreten.

Wir sind gesünder, als wir denken

Ich erinnere mich an meine Assistenzarzt-Zeit in der Arztpraxis. Eines Tages kam ein Patient zu mir, weil er erkältet war. Ich untersuchte ihn und beim Abhören der Lunge erschrak ich: Der ganze Rücken war voller Ausschlag! Es waren kleine blutige Kreise, so ungefähr fünf Zentimeter groß. Im Inneren war die Haut normal, aber der Kreis bestand aus winzigen Einblutungen.

In meinem jungen Arztgehirn ratterte es wie wild: Was war das wohl für eine Krankheit? Ich dachte sofort an etwas Bösartiges. Vielleicht ein Lymphom mit Hautbeteiligung. Ich schickte den Patienten noch am selben Tag zum Hautarzt.

Als er sich eine Woche später wieder bei mir vorstellte, legte er den Arztbrief des Kollegen vor: „Z. n. Schröpfen" stand da als Diagnose. („Z. n." bedeutet in der Sprache der Ärzte „Zustand nach".)

Der Patient hatte seine Erkältung mit einer Schröpfkopfbehandlung durch seine Ehefrau therapieren lassen. Und Schröpfgläser hinterlassen nun einmal solche runden Einblutungen.

Zwei Sachen habe ich von diesem Patienten gelernt: Erstens, es geht nichts über eine sorgfältige Erhebung der Krankengeschichte (wir Ärzte nennen das die *Anamnese*). Ich hätte ihn schließlich einfach mal fragen können, was das für ein komischer Ausschlag am Rücken ist. Und zweitens: Wir sind meistens gesünder, als der Arzt denkt!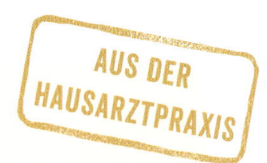

„Ich will aber gar nicht 100 Jahre alt werden"

Ich gebe es zu: Ich persönlich möchte sehr alt werden. Mindestens siebenundneunzigeinhalb Jahre. Was ich aber nicht möchte ist, von meinen siebenundneunzigeinhalb Jahren 20 Jahre im Pflegeheim verbringen. Viele meiner Patienten sagen: „Ich will gar nicht alt werden", meinen damit aber: „Ich will nicht alt und krank werden."

Das Ziel eines wohligen Alterns sollte daher immer ein Altern in Gesundheit und Würde sein. Für ein selbstbestimmtes, geistig und körperlich bewegtes und bewegendes Leben bis zum letzten Tag.

Interessanterweise legen wir bereits im mittleren Alter die Grundsteine für genau dieses Altern. Hier entscheidet sich, wie wir unser Alter verbringen werden. Kreuzfahrt oder Altersheim. Nordic-Walking-Stöcke oder Rollator. Käse mit Rotwein oder Pillen und Infusionen.

Leider werden die Grundsteine für das gesunde Altern in einer Lebensperiode gelegt, in der wir uns noch unverwundbar fühlen. Wir sind der Fallschirmspringer ohne Schirm und interessieren uns in der Regel nicht für Krankheit und Gebrechen. Genuss steht eindeutig im Vordergrund.

Es gibt aber eine gute Nachricht: Es ist nie zu spät, mit einem gesunden Lebensstil anzufangen. Auch nach dem Einzug ins Altersheim können wir noch viel für uns tun. Wir können das Ruder vielleicht nicht mehr komplett herumreißen, aber wir können noch immer etwas nach rechts und links steuern. Bessere Ergebnisse erzielt man natürlich, wenn man frühzeitig beginnt, seinen Lebensstil in Richtung Gesundheit zu lenken. Meistens können wir uns Zeit für unsere Verhaltensänderungen nehmen. Was wir uns über Jahre hinweg angewöhnt haben, werden wir in der Regel auch nicht innerhalb weniger Stunden wieder los, auch wenn wir uns das wünschen. Aber allen Neujahrsvorsätzen zum Trotz: Große Veränderungen brauchen Zeit und dürfen mit kleinen Veränderungen beginnen – vielleicht mit einem Teller Kekse.

DIE DREI SÄULEN DER GESUNDHEIT

„Chronische Erkrankungen können einem ganz schön den Tag verderben", sagte mir einmal eine meiner älteren Patientinnen. Und sie hat recht. Chronische Erkrankungen sind Krankheiten, die lang andauern und nicht völlig geheilt werden können. Dazu zählen:

- Herz-Kreislauf-Erkrankungen,
- Diabetes,
- Atemwegserkrankungen und
- Krebs.

In Deutschland sind diese Erkrankungen für drei von vier Todesfällen verantwortlich. Natürlich hängt die Häufigkeit chronischer Leiden unter anderem mit dem Lebensalter zusam-

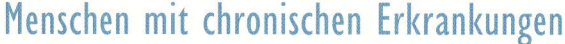

Menschen mit chronischen Erkrankungen

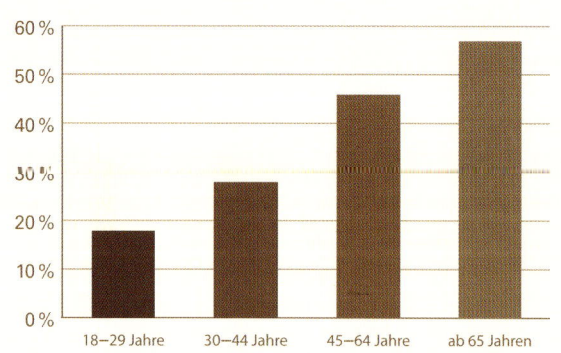

men. Je älter man wird, umso wahrscheinlicher ist es, dass man krank wird. Interessanterweise beeinflusst aber auch der Bildungsstand eines Menschen die Häufigkeit von Krankheiten. Das trifft besonders auf Männer zu.[2]

Bildung beeinflusst Krankheiten

Frauen

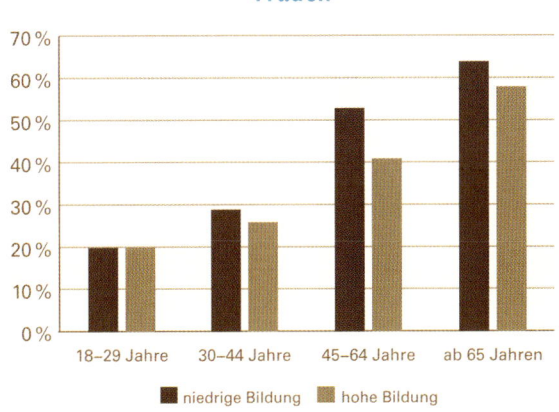

Männer

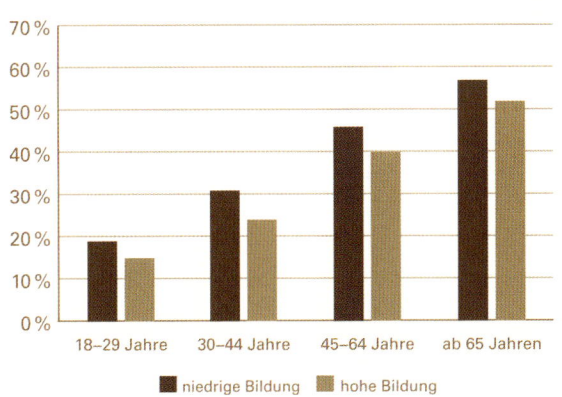

Die Bildung scheint ein Schlüssel für Gesundheit zu sein. Das kann man am Beispiel des Rauchens gut beobachten. Ende der 1990er-Jahre rauchte knapp ein Drittel der Jugendlichen bis 18 Jahre in Deutschland noch regelmäßig. Heute sind es gerade einmal zehn Prozent.[3] Und das ist sicherlich einer vermehrten Aufklärung und zahlreichen Motivationskampagnen zu verdanken.

Es liegt in unserer Hand

Was können wir also selber tun, um möglichst lange gesund und munter zu bleiben?
Letztendlich lässt sich die Häufigkeit chronischer Erkrankungen durch das gesunde Verhalten eines jeden Einzelnen von uns vermindern. Und dieses ruht auf drei Säulen:

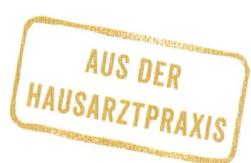

Die drei Säulen der Gesundheit

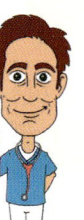

1. Säule: Ernähre dich gesund!

2. Säule: Bewege dich!

3. Säule: Sei glücklich!

Mit diesen drei einfachen Maßnahmen können wir nicht nur Lebensjahre gewinnen, sondern – und das ist entscheidend – diese Jahre auch mit Leben füllen.
Halt! Habe ich tatsächlich gerade von „einfachen Maßnahmen" gesprochen? Ich muss leider zugeben: *Einfach* sind die drei Maßnahmen nicht.

Es fängt schon mit Säule Nummer eins an, der Ernährung: Fragen Sie mal drei verschiedene Ärzte, wie eine gesunde Ernährung eigentlich aussieht. Sie werden mindestens fünf verschiedene Antworten erhalten. Das liegt zum Teil daran, dass wir Ärzte es leider auch nicht wissen. Wir kennen zwar Nahrungsmittel, die uns schaden (beispielsweise gepökeltes rotes Fleisch), aber was wirklich gesund ist, wissen wir leider auch nicht mit einhundertprozentiger Sicherheit.

Zum anderen ist ein Arzt auch nur ein Mensch und hat seine ganz persönlichen Vorstellungen und Ansichten hinsichtlich der richtigen Ernährung. Sie erinnern sich an das „n = 1-Phänomen" aus dem letzten Kapitel (siehe Seite 21 ff.)? Das trifft auch auf den Bereich der Ernährung zu. Ich selbst bin beispielsweise Vegetarier, esse aber Fisch. Neudeutsch nennt man das *Pescetarier*. Ich habe mich für diese Ernährung entschieden, weil ich glaube, dass sie die gesündeste Ernährungsform ist. Aber habe ich recht damit? Ich muss zugeben: Ich weiß es leider nicht!

Es gibt zwar zahlreiche Studien, die in unserem Fleischkonsum ein Risiko für die Gesundheit sehen. Aber es gibt auf der anderen Seite auch eine Vielzahl von Untersuchungen, die genau das Gegenteil beweisen und Fleisch als einen wichtigen Bestandteil unserer Ernährung betrachten.

Nehmen wir mal an, Sie seien Wissenschaftler und mit der Klärung folgender Frage beauftragt worden:

„Ist es gesund, Vegetarier zu sein?"

Ich hoffe, Sie sind ein guter Wissenschaftler, denn die Antwort auf diese Frage interessiert mich persönlich auch brennend. Wie gehen Sie vor? Ganz klar: Sie beginnen zunächst mit einer Studie!

Studiendesign 1: Einzelfälle

Vielleicht wählen Sie für Ihre Studie die Einzelfallbeobachtung aus. Sie erinnern sich? Das ist die „n = 1-Strategie".

Also suchen Sie sich einfach einen Vegetarier aus Ihrem Freundeskreis und einen weiteren Bekannten, der regelmäßig Fleisch isst. Kränkelt nun der Vegetarier, während sich der

Fleischesser bester Gesundheit erfreut, ist der Beweis er-
bracht: „Fleischesser sind gesünder als Vegetarier!"

Studiendesign 2: Gruppenvergleich

Also, eine richtige Studie muss her, mit mehr als einem Vegetarier und mehr als einem Fleischesser.

Also vielleicht vergleichen Sie lieber 1.000 Vegetarier mit
1.000 Fleischessern. Sie werden dann wahrscheinlich einen
statistischen Unterschied in der Gesundheit der beiden Gruppen sehen. Und wahrscheinlich wird die Gruppe der Vegetarier gesünder sein. Aber stimmt das wirklich?

Eine vegetarische Ernährungsform scheint in der Tat vor
Herz-Kreislauf-Erkrankungen und Diabetes zu schützen.[4] Das
sind zwei von vier der häufigsten chronischen Erkrankungen
und Todesursachen in der westlichen Welt.

Aber Vorsicht: Auch wenn Vegetarier gesünder sind, ist es
tatsächlich allein die vegetarische Ernährung, die dafür verantwortlich ist?

Es könnte ja auch sein, dass Vegetarier generell mehr auf ihre
Gesundheit achtgeben. Vielleicht sind Vegetarier ja schlanker
als Fleischesser (sind sie übrigens wirklich, zumindest im
Durchschnitt[5]) und deswegen nicht so häufig zuckerkrank.
Oder Vegetarier gehen häufiger zum Arzt, machen mehr
Sport, schnallen sich fester im Auto an, tragen häufiger Ritter-
rüstungen … (das alles konnte bislang durch Studien aller-
dings nicht belegt werden).

Sogenannte *Kohortenstudien*, in denen mehrere Versuchs-
gruppen, wie unsere 1.000 Vegetarier und 1.000 Fleischesser, beobachtet werden, sind sicherlich verlässlicher als
n = 1-Einzelfallbeobachtungen. Aber auch sie liefern kein hun-
dertprozentig sicheres Ergebnis.

Studiendesign 3: Interventionsstudien

Noch besser: Nehmen Sie sich für Ihre Studie einfach 2.000
Menschen von der Straße und teilen sie ab sofort in zwei
gleich große Gruppen ein. Eine Gruppe muss sich ab sofort

vegetarisch ernähren, die andere muss Fleisch essen. Ja, Sie haben richtig gelesen: Ihre Probanden werden dazu gezwungen. So ist das schließlich auch mit Versuchsmäusen im Käfig. Aber nein, solche Studien gibt es natürlich nicht und wird es sicherlich auch niemals geben.

Gesundheit ist nur Wahrscheinlichkeit

Wir müssen uns also damit abfinden, dass auch wir Ärzte keine hundertprozentigen Aussagen treffen können, was ein gesundes Verhalten eigentlich ist. Das trifft nicht nur auf die Säule der Ernährung zu, sondern auch auf die Bewegung und das Glücklichsein.

Aber es ist wie beim Lottospielen: Wir leben in einer Wahrscheinlichkeitswolke für das Eintreten von Ereignissen. Es ist wahrscheinlicher, im Lotto zu gewinnen, wenn man überhaupt erst mal Lotto spielt. Und so ist es auch wahrscheinlicher, ein langes, gesundes Leben zu führen, wenn man auf seine Gesundheit achtet. Aber so wie nicht alle Lottospieler Millionäre werden, so ist auch eine gesunde Lebensführung keine Garantie für ein langes Leben in guter Gesundheit – aber zumindest die beste Voraussetzung dafür.

AUF DIE STRATEGIE KOMMT ES AN

Unser Gehirn hat einen enormen Energieverbrauch: Es beansprucht bis zu 20 Prozent des gesamten Energiebedarfs unseres Körpers für seine Aktivitäten. Und das, obwohl es selbst nur etwa zwei Prozent des Körpergewichts ausmacht.[6] Damit es nicht noch mehr Energie verbraucht, macht es sich unser Denkorgan einfach und greift auf Automatismen zurück, auf Verarbeitungsprozesse, die automatisch ablaufen, denn sie sparen Kraft und lassen Raum für andere, parallel auszuführende Aufgaben.

Erinnern Sie sich daran, wie Sie Autofahren gelernt haben? Am Anfang war das noch sehr anstrengend und verlangte Ihre gesamte Aufmerksamkeit. Man durfte Sie während des Fahrens nicht ansprechen und an Musikhören war nicht zu denken. Aber im Laufe der Zeit wurde bei Ihnen das Fahren zu einem Automatismus. Sie können, während Sie Auto fahren, nicht nur dem Radioprogramm folgen, sondern Ihr Lieblingslied auch noch lauthals mitsingen.

Die Sache mit den Liegestützen

Sie schaffen nicht, jeden Tag regelmäßig 50 Liegestütze zu machen? Dann hier erst mal eine beruhigende Nachricht: Sie können gar nichts dafür – Ihr Gehirn ist schuld, es hat einfach noch keine Liegestütz-Bahnen in der Großhirnrinde angelegt. Aber so einfach lasse ich Sie nicht davonkommen! Was spricht eigentlich dagegen, jeden Tag nur einen einzigen Liegestütz zu machen? Ha! Für einen einzigen Liegestütz hat Ihr Gehirn nun keine Ausrede mehr parat. Außer vielleicht der, dass ein einziger Liegestütz doch eigentlich ziemlich sinnlos ist und keinen wirklichen Trainingseffekt auf den Körper hat.

Das Gehirn im Autopiloten-Modus – ein Beispiel

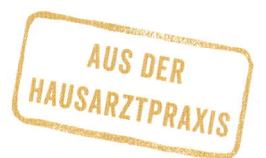

Ich erinnere mich an meinen letzten Englandurlaub. Da wollte ich vom Autoradio beim Autofahren nichts wissen. Auch wenn ich meiner neben mir sitzenden Frau durch ein lässiges Grinsen das Gefühl der Sicherheit vermitteln wollte, war ich als Fahrer mit dem Linksverkehr doch total überfordert.

Aber nach einigen Tagen war das Fahren auf der „falschen", also linken Straßenseite (für England war das natürlich die absolut richtige Seite) für mich zur Gewohnheit geworden. Und auch wenn mein Gehirn sich anfänglich noch wehrte, irgendwann erstellte es neue Nervenbahnen, die mir in England ein nahezu automatisiertes Fahren ermöglichten.

Die Neubahnung war für mein Gehirn zwar anstrengend, aber lebensrettend.

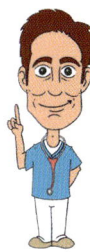

Anders ist das bei Verhaltensweisen, die nicht gleich zu einem grausamen Unfalltod führen. Da versucht unser Gehirn lange, am erlernten Verhalten festzuhalten und eine Neubahnung von Nervenzellen zu vermeiden. Alles im Sinne des Energiesparens: Warum teuer anbauen, wenn es auch anders geht?

Aber das ist eine bewusste intellektuelle Deutung und, nebenbei bemerkt, sie ist falsch.
Denn auch ein einziger Liegestütz tut unserem Körper gut. Und er kann vor allem der Beginn von etwas Größerem sein. Zum Beispiel von *zwei* Liegestützen. Denn wenn man schon

einmal dabei ist und den Boden vor der Nase hat, kann man doch noch einen hinzufügen. Und vielleicht noch einen?

Und damit ist der eine Liegestütz zu einem Keks geworden: eine kleine Entscheidung, ein kleiner Schritt. Und wenn Sie jeden Tag ein oder zwei Liegestütze machen, bildet sich im Gehirn eine neue neuronale Bahn.

Vergessen Sie Ihre Motivation!

Es ist toll, wenn Sie motiviert sind. Wenn Sie sich vorgenommen haben, endlich Ihr Traumgewicht zu erreichen. Wenn Sie sich ab sofort regelmäßiger bewegen wollen. Wenn Sie einmal im Jahr zur Vorsorge gehen wollen. Wenn Sie mehr Zeit mit der Familie verbringen wollen. Das ist wirklich toll! Aber, es tut mir leid, Motivation ist meistens nicht mal die Energie wert, die es kostet, „Ich bin ja so motiviert!" zu sagen. Denn Motivation kommt und geht. Wir sollten uns nicht auf sie verlassen, denn nur selten hält sie lange an.

In nur wenigen Fällen reicht Motivation alleine aus, um eingefahrene Verhaltensweisen nachhaltig zu ändern. Gut, ich kenne auch Patienten, die nach einem Herzinfarkt von einem auf den anderen Tag mit dem Rauchen aufgehört haben. Aber die sind die Ausnahme. In der Regel braucht man mehr als pure Motivation: nämlich eine Strategie.

Gewohnheiten ändern – ein langer Weg

Wie lange dauert es eigentlich, bis sich ein neues Verhalten automatisiert? Bei mir auf den Straßen Englands nur wenige Tage. Aber wie schon gesagt, das war ein Sonderfall, weil die Anpassung überlebenswichtig war. Normalerweise dauert es bedeutend länger, sein Verhalten zu ändern.

In den 1950er-Jahren bemerkte der Schönheitschirurg Maxwell Maltz, dass seine Patienten einige Zeit brauchten, um

sich an die neuen Nasen und Brüste an ihrem Körper zu gewöhnen. Nämlich ungefähr drei Wochen. Genauso lange dauerte es nach Maltz' Beobachtung auch, bis Menschen, denen
Gliedmaßen entfernt wurden, keine Phantomschmerzen
mehr verspürten. Außerdem bemerkte der Chirurg, dass es
bei ihm selber ebenfalls ungefähr 21 Tage dauerte, bis ein
neues Verhalten Gewohnheit wurde. Und hierüber schrieb
Maltz im Jahr 1960 ein Buch: „Psycho-Cybernetics". Es wurde ein Welt-Bestseller. Und seitdem meinten wir: Verhaltensänderungen dauern drei Wochen.[7]

Moment mal! Bedeutet das etwa, dass ich mich nur lächer-
liche drei Wochen durch ein neues Verhalten quälen muss,
und dann ist es Teil meiner Persönlichkeit geworden?

Das war tatsächlich über viele Jahre hinweg die vorherrschen-
de Meinung. Aber denken Sie mal zurück an einen dreiwöchi-
gen Urlaub. Auch wenn Sie im Urlaub beispielsweise jeden
Tag Sport machen konnten, wurde Sport vermutlich dennoch
nicht ein so wichtiger Teil Ihres Lebens, dass Sie nun täglich
Sport treiben, seit Sie wieder zu Hause sind.

Es wäre auch zu schön gewesen, wäre die Aussage von
Maxwell Maltz richtig. Drei Wochen können wir uns motivieren, drei Wochen halten wir fast alles durch. Aber leider funktioniert unser Gehirn nicht so einfach.

2010 veröffentlichte schließlich die Psychologin Phillippa Lally
eine groß angelegte Untersuchung zu dem Thema, wie Verhaltensweisen geprägt werden. Sie kam zu dem Schluss,
dass es zwischen 18 und 254 Tagen dauert, bis sich ein neues Verhalten festigt.[8]

„Wie bitte? Habe ich richtig gehört? Zwischen 18 und 254
Tagen?", mögen Sie jetzt entsetzt rufen. Ja, es tut mir leid,
unser Gehirn ist so komplex, und die Untersuchung macht
Folgendes deutlich: Es bringt Ihnen nichts, ein neues Verhalten nur einen Tag lang zu üben und dann zu hoffen, dass es
jetzt Teil Ihrer Persönlichkeit geworden ist. Das wird leider
nicht funktionieren. Im schlimmsten Fall müssen Sie 254
Tage durchhalten – immerhin fast achteinhalb Monate. Im
Durchschnitt dauert es laut Phillippa Lally 66 Tage, bis ein
neues Verhalten automatisiert wird.

Aus der Sicht unseres Gehirns ist das natürlich sinnvoll, denn wenn für jede neue Verhaltensweise gleich eine neue neuronale Bahn gebildet würde, würde das unseren Energievorrat schnell erschöpfen. Außerdem würden wir wie von einem Autopiloten gesteuert durch unser Leben gehen – egal ob das Verhalten gut oder schlecht für uns wäre.

Der Verhaltensmarathon – ein Weg, der auch Spaß machen kann

Wir müssen glücklicherweise auf unserem langen Weg zum neuen Verhalten nicht perfekt sein. Auch wenn wir mal Fehler machen, wird sich das gewünschte Verhalten einstellen und automatisieren. Es dauert halt nur etwas länger.

Die richtige Strategie zum Durchhalten

Wenn wir uns ein neues Verhalten aneignen wollen, müssen wir also aller Voraussicht nach sehr lange durchhalten, bis sich die Verhaltensweise automatisiert hat. Nun fällt es sehr schwer, sich über lange Zeit zu quälen. Und genau hier hilft uns die Keks-Strategie. Die Verhaltensänderung eines Kekses ist leicht und klein. Sie tut nicht sonderlich weh und kann daher auch über einen langen Zeitraum durchgeführt werden. Aber wir müssen die Kekse im Laufe der Zeit verändern, quasi die Rezeptur variieren. Zum einen hilft uns die Abwechslung beim Durchhalten. Zum anderen setzt ein Trainingseffekt nur durch Abwechslung des Trainingsreizes ein. Kraftsportler kennen diesen Effekt. Nach einem anfänglich großen Kraftzuwachs lässt der Trainingseffekt nach einigen Wochen nach. Man trainiert und trainiert, wird aber nicht kräftiger. Die Muskeln haben sich dann an das Belastungsniveau gewöhnt. Nun müssen entweder die Übungen verändert werden, oder es muss mit mehr Gewicht trainiert werden.

Auch in der Keks-Strategie ändern sich die kleinen Schritte. Das gewünschte gesunde Verhalten kann so effektiv und mit Spaß in den Alltag eingebaut werden.

WISSEN

Drei Tipps fürs Durchhalten

- Seien Sie nicht böse mit sich, wenn das gewünschte Verhalten nicht sofort automatisiert wird. Sie können nichts dafür. Es ist der Schutzmechanismus Ihres Gehirns, der einfach Zeit braucht, bis sich eine neue Verhaltensweise festigt. Das hat auch sein Gutes: Das Gehirn „wartet ab", ob das neue Verhalten auch gebraucht wird.

- Sie müssen nicht perfekt sein. Unser Gehirn verzeiht uns kleine Fehler. Der Erfolg wird sich trotzdem einstellen.

- Genießen Sie den Weg zum neuen Verhalten. Wenn Sie es geschafft haben, dürfen Sie stolz auf sich sein. Wenn es zu einfach wäre, könnte es schließlich jeder schaffen, oder?

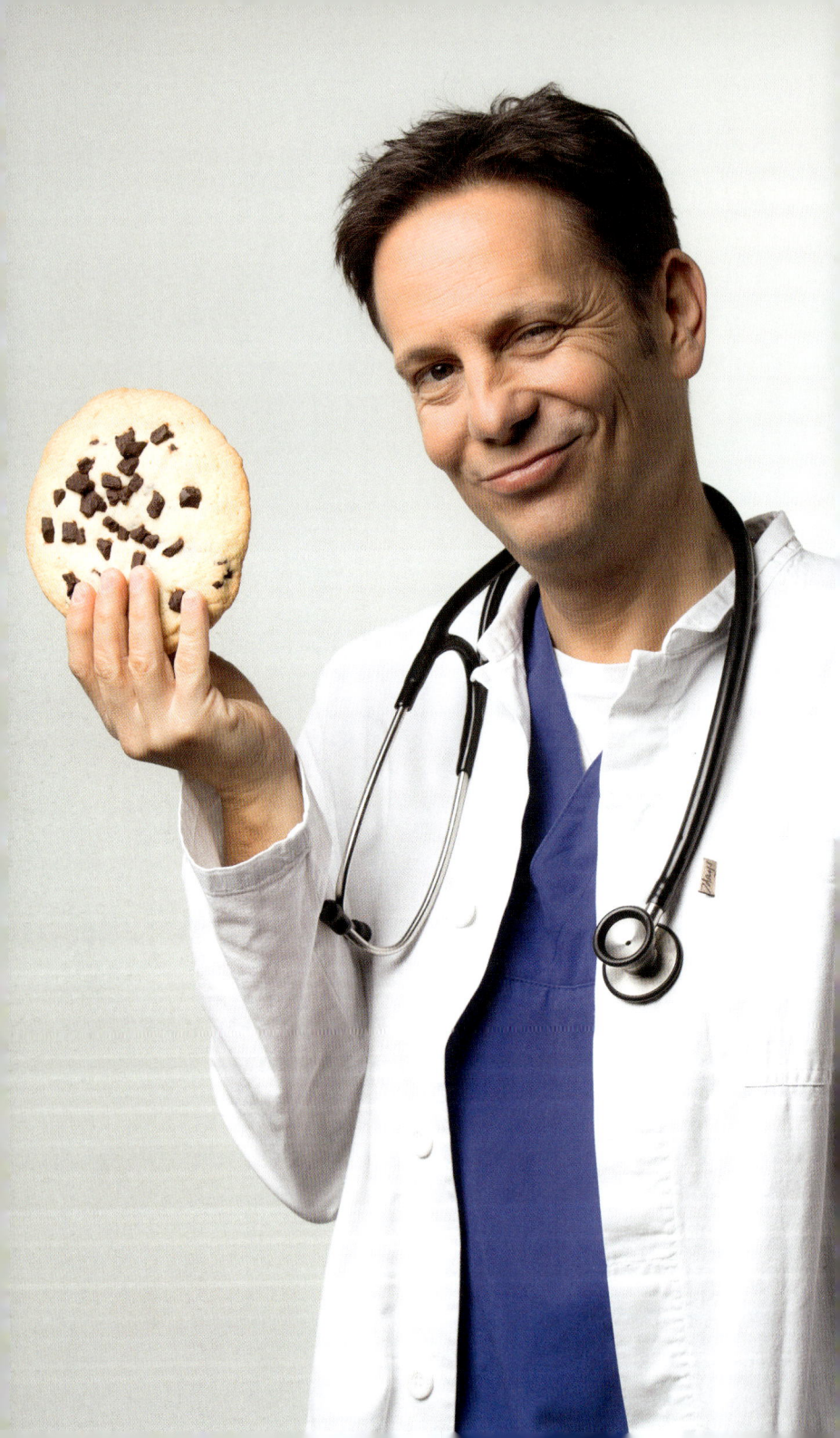

DIE KEKS-STRATEGIE

Jetzt geht es los! In den nächsten **133 Tagen** verändern Sie Ihr Leben in Richtung Gesundheit. Jeden Tag **ein Stückchen.** Sie werden mithilfe der Keks-Strategie die wichtigen Bereiche Ihrer Gesundheit verbessern:

die **Ernährung,** die **Bewegung** und Ihre **emotionale Gesundheit.**

Viel Erfolg!

19 WOCHEN FÜR MEHR GESUNDHEIT

Wir wissen nun, dass es durchschnittlich 66 Tage dauert, bis sich ein neues Verhalten automatisiert. Die Keks-Strategie lässt sich doppelt so lange Zeit, damit sich das neue Verhalten festigen kann. 133 Tage voller gesunder Mikro-Entscheidungen. Danach wird das neue Verhalten – freuen Sie sich! – mit hoher Wahrscheinlichkeit zur Gewohnheit geworden sein. Es tut mir leid, das hier ist kein „Chacka-glaub-an-Dich-und-Du-wirst-erfolgreich-sein"-Buch. Es ist auch kein „Du-kannst-alles-in-einer-Woche-schaffen"-Ratgeber. Solche Versprechungen sind unrealistisch, sie sind einfach nicht wahr. Das Buch würde sich vielleicht mit dem Titel „Gesund in zehn Tagen – die geheimen Tipps vom Fernseharzt" besser verkaufen. Aber das wäre gelogen, denn die Keks-Kur dauert länger, aber dafür wirkt sie auch langfristig.

Und so läuft eine Keks-Kur ab

Um ein neues Verhalten im Leben zu festigen, braucht es Zeit. Deswegen führen Sie die Keks-Strategie im Rahmen einer Keks-Kur in Ihr Leben ein. Wochenweise verbessern Sie jeweils einen Teilbereich Ihres Lebens. Wenn Ihnen die neuen Verhaltensweisen gefallen, können Sie sie gerne ein Leben lang fortführen. Ihre Gesundheit wird es Ihnen danken. Wenn Ihnen aber das neue Verhalten nicht so zusagt, hören Sie nach einer Woche einfach wieder damit auf. Aber geben Sie bitte jeder Aufgabe eine Chance – zumindest eine Woche lang. Die neuen Verhaltensweisen sind leicht durchzuführen. Sie tun nicht weh und sind einfach in den Alltag zu integrieren – kurzum: Sie sind wie ein Keks!

- Jede Woche erhalten Sie einen neuen Keks – also eine neue Aufgabe. Los geht es mit dem Basiskeks: Zunächst trainieren Sie eine Woche lang Ihre Willenskraft. Das hat mit gesunden Entscheidungen noch nicht viel zu tun. Hier geht es darum, Ihre Entscheidungsfähigkeit im Allgemeinen zu stärken.

- Dann geht es richtig zur Sache: Es folgen Übungen zu den drei Bereichen Ernährung, Bewegung und Glück. In jeweils sechs Wochen üben Sie gesunde Verhaltensweisen in allen Bereichen Ihres Lebens ein.

- Machen Sie bei jeder Übung mit und lassen Sie keinen Keks aus. Es mag zwar sein, dass bestimmte Übungen für manche Menschen besonders wichtig sind, für andere hingegen weniger, aber letztlich sollten Sie jede einzelne Übung durchführen. Mit einer Ausnahme: Zu Beginn jedes Kapitels gebe ich Hinweise, welche Personen zunächst mit ihrem Arzt über die Übungen sprechen sollten, ehe sie damit beginnen.

- Die Keks-Wochen in diesem Buch sind natürlich nur der Anfang Ihres neuen Lebens. Die kleinen Keks-Entscheidungen sollen Sie ab sofort ein Leben lang begleiten. Wenn Sie eine Woche abgeschlossen haben, können und sollten Sie die Übungen natürlich fortführen.

Wenn Sie die Keks-Kur beendet haben, werden Sie einen bunten Strauß an neuen Verhaltensweisen in Ihr Leben eingeführt haben, die Sie – hoffentlich! – nicht mehr missen möchten. Einige Entscheidungen werden Sie zwar ausprobiert haben, sie passen aber vielleicht nicht in Ihren persönlichen Alltag. Das ist in Ordnung. Aber vielleicht wiederholen Sie die Kur ja nach einiger Zeit wieder. Egal, wie viele Keks-Entscheidungen Sie auf Dauer mit in Ihr Leben nehmen – jede Entscheidung für mehr Gesundheit zählt. Durch den Wechsel der Übungen bleiben Sie am Ball und erhalten sich einen hohen Trainingsreiz. Alle einzelnen Keks-Übungen führen zu einem

Ziel: der Verbesserung der Gesundheit durch neue gesunde Verhaltensweisen.

Auch wenn es am Anfang vielleicht schwer klingt, es ist durchaus machbar. Ich selber lebe mein Leben nun seit einigen Jahren nach genau diesem Prinzip – meine Familie und viele meiner Patienten folgen meinem Beispiel. Wir haben gemeinsam gelernt, dass kleine Entscheidungen wirklich Großes bewirken können.

Die einzelnen Kekse

Im folgenden Teil des Buches geht es nun um die einzelnen Kekse, also Aufgaben, mit deren Hilfe Sie mehr Gesundheit in Ihr Leben bringen. Sie optimieren die drei Säulen der Gesundheit:

- Ernährung,

- Bewegung,

- Glück.

Ernährungskekse

Egal, ob Sie ein paar Pfunde loswerden oder sich einfach ausgewogener ernähren wollen: Die Keks-Kur (ab Seite 57) verbessert Ihr Ernährungsverhalten. Erzählen Sie mal Ihren Freunden, dass Sie sich nun mithilfe von Keksen ernähren, und schreiben Sie mir über die Reaktionen. Ich freue mich auf Post von Ihnen! (Meine Anschrift finden Sie im Anhang des Buches auf Seite 178.)

Bewegungskekse

Eine wichtige Säule unserer Gesundheit ist Bewegung, und mithilfe dieser Bewegungskekse steigern Sie die Aktivität in Ihrem Leben. Aber keine Angst, Sie müssen jetzt nicht mit dem Marathontraining beginnen. Auch wer nur wenig Sport treibt, kann damit einen positiven Effekt auf seine Gesundheit erzielen. Sie werden sehen: Gesundheit beginnt schon mit dem Aufstehen von der Couch (mehr dazu ab Seite 105).

Glückskekse

Unsere emotionale Gesundheit steht im Zentrum der Glückskekse-Kur. Denn: Sind wir glücklich, hat dies ganz erstaunliche Auswirkungen auf unseren Körper. Freuen Sie sich deshalb auf viele Glücksmomente mit der Glückskekse-Kur ab Seite 145.

Der Basiskeks

Zu Beginn der Keks-Kur soll die allgemeine Willenskraft gestärkt werden. Dafür machen Sie eine Übung, die ich als „Basiskeks" bezeichne. Hiermit beginnt jede Veränderung – egal, ob Sie Ihre Ernährung verbessern wollen, sich wünschen, mehr Bewegung in Ihren Alltag zu bringen, oder einfach glücklicher werden wollen.

Kleine Entscheidungen – Kleine Schritte = KEKS!

Gehen Sie langsam voran und versuchen Sie nicht, alles in Ihrem Leben auf einmal zu ändern. Sie haben Zeit! Wichtig ist, dass Sie regelmäßig und mit Freude üben. Denn die gesunden Verhaltensweisen sollten Teil Ihres Lebens werden – für immer.

Wie die Kekse wirken

(1) Basiskeks: Übungen zur Willenskraft-Stärkung. Der Basiskeks macht Sie fit für die folgenden Wochen.

(2) Ernährungskeks 1: Verminderung des Kochsalz-Konsums. Hilft v. a. gegen Bluthochdruck und Herzschwäche.

(3) Ernährungskeks 2: Kalorien-Einsparung durch Austauschen von Lebensmitteln. Beugt Diabetes vor und hilft bei der Normalisierung des Körpergewichts.

(4) Ernährungskeks 3: Optimierung der Nährstoffzufuhr mithilfe von sekundären Pflanzenstoffen. Unterstützt v. a. das Immunsystem und senkt den Cholesterinspiegel.

(5) Ernährungskeks 4: Verminderung des Fleisch- und Wurstkonsums zum Schutz vor verschiedenen Krebsarten.

(6) Ernährungskeks 5: Steigerung der Wasserzufuhr vor den Mahlzeiten. Hilft bei der optimalen Energiezufuhr und beim Erreichen des Optimalgewichts.

(7) Ernährungskeks 6: Achtsames Essen. Verbessert die Verdauung und hilft bei der optimalen Energiezufuhr.

(8) Bewegungskeks 1: Weniger sitzen. Verbessert den Stoffwechsel, beugt v. a. Depressionen und Herzerkrankungen vor.

(9) Bewegungskeks 2: Bewegungshürden bauen. Hilft v. a. der Kalorienkontrolle und verbessert die Muskelkraft.

(10) Bewegungskeks 3: Einführung von Mikrobewegungen in den Alltag. Verbessert v. a. den Stoffwechsel und hilft beim Erreichen des Wunschgewichts.

(11) Bewegungskeks 4: Regelmäßiges Springen. Schützt unter anderem vor Osteoporose und Knochenbrüchen.

(12) Bewegungskeks 5: Beginn eines leichten Ausdauertrainings. Verbessert die Funktion fast jedes Organs im Körper und beugt v. a. Depressionen vor.

(13) Bewegungskeks 6: Einführung von Alltagssport. Führt regelmäßige sportliche Betätigung in den Alltag ein.

(14) Glückskeks 1: Schenken Sie anderen Menschen Freude! Verbessert Ihr eigenes Glücksempfinden.

(15) Glückskeks 2: Achtsames Essen einer Rosine. Wirkt emotional ausgleichend, baut Stress ab und kann v. a. gegen Schmerzen helfen.

(16) Glückskeks 3: Achtsames Gehen. Hilft v. a. gegen Stress.

(17) Glückskeks 4: Steigerung der Dankbarkeit. Steigert das eigene Glücksempfinden.

(18) Glückskeks 5: Einführung von Grübelpausen. Hilft v. a. gegen Schlafstörungen und Ängste.

(19) Glückskeks 6: Übungen des Lach-Yogas. Macht fröhlicher, hilft beim Stressabbau und stärkt v. a. das Immunsystem.

DIE WILLENSKRAFT STÄRKEN

Unser Verhalten verändert unser Gehirn

Bevor wir loslegen, sorgen wir zunächst für die Stärkung unserer Willenskraft. Diese steht am Beginn der Keks-Kur, denn sie hilft uns, den inneren Schweinehund zu bekämpfen, und macht uns bereit für Veränderungen.

Wir haben gesehen, dass unsere Willenskraft wie ein Muskel ermüden kann (siehe Seite 17 f.), daher müssen wir sie auch wie einen Muskel trainieren. Und weil sich unser Gehirn gegen Veränderungen sträubt und die alten Trampelpfade unseres Verhaltens nicht verlassen möchte, müssen wir ihm helfen, neue Wege zu gehen.

In unserem Gehirn gibt es ganz vorne, direkt hinter der Stirn, eine Region, die als *präfrontaler Cortex* bezeichnet wird. Das ist der Ort, an dem wir planen und komplexe Probleme lösen. Hier werden Prioritäten gesetzt und eine To-do-Liste der zu erledigenden Aufgaben geführt.

Müssen wir viele Entscheidungen fällen, erschöpfen wir den präfrontalen Cortex und machen ihn träge. Das ist der Moment, in dem unsere Willenskraft nachlässt und wir einen teilweisen Kontrollverlust erleben. Wir greifen dann zur Schokolade statt zum Apfel, wir bleiben auf der Couch liegen, anstatt durch den Wald zu joggen.

Aber welche Struktur in unserem Gehirn ist dafür verantwortlich, dass wir einfach so auf ein automatisiertes Verhalten umschalten, also Handlungen durchführen, die durch unser Unbewusstsein gestartet und gesteuert werden? Es scheinen die sogenannten *Basalganglien* zu sein, die die Rolle des Autopiloten übernehmen. Und die Basalganglien haben keinen speziellen Plan, den sie verfolgen. Der Speck auf den Rippen ist ihnen egal – sie spielen ihre Muster ab, egal welche Vorsätze wir für unser Leben gerade gefasst haben. Es hilft nichts: Wenn wir unser Verhalten ändern wollen, müssen wir also den Basalganglien neue Verhaltensmuster beibringen.

Wenn sich unser Verhalten verselbstständigt

Was, glauben Sie, bestimmt Ihr Verhalten mehr? Ihre Ziele, die Sie sich vorgenommen haben, oder der Ort, an dem Sie sich befinden?

Es mag Sie enttäuschen, aber Ihre Ziele sind zumindest den Basalganglien ziemlich egal. Ihnen jedoch sollte die Funktion der Basalganglien ganz und gar nicht egal sein, denn diese Hirnstruktur bestimmt immerhin den inneren Autopiloten, der Sie direkt zum Snack-Automaten steuert.

Gut, wenn ich also ein neues Verhalten in mein Leben bringen möchte, dann brauche ich Ziele. Aber je häufiger ich ein bestimmtes Verhalten zeige, umso mehr löst es sich vom eigentlichen Ziel. Und das Ziel wird dadurch immer weniger wichtig. Unser Verhalten verselbstständigt sich – unabhängig von der eigentlichen Zielvorstellung.

WISSEN

Vom Inneren unseres Gehirns zum Snack-Automaten auf dem Flur

Wenn ich vom Büro regelmäßig in den Flur zum Snack-Automaten laufe, mache ich das irgendwann nicht mehr deswegen, weil die Snacks so gut schmecken, sondern weil die Basalganglien die Kontrolle über mein Handeln übernommen haben.

In unserem Gehirn gibt es verschiedene Erinnerungs- und Lernsysteme. Eins davon ist das „deklarative Wis-

sen". In diesem System speichern wir Fakten und Bege-
benheiten ab. Das geht sehr schnell und lässt sich
flexibel auf neue Ereignisse anwenden. Ein anderes System ist das „prozedurale, implizierte Wissen". Hier werden Handlungsabläufe gespeichert. Dieses System wird
im Gehirn verwendet, wenn ein Reiz allmählich mit einer
Reaktion verbunden wird, wenn Sie beispielsweise immer dann, wenn Sie eine Spinne sehen (Reiz), auf einen
Stuhl springen (Reaktion).

Im Falle des Snack-Automaten könnte das ungefähr so
ablaufen:

Der Wunsch nach etwas Süßem (Reiz) lässt einen darüber nachdenken, wo man jetzt einen Schokoriegel her-
bekommen könnte (deklaratives Wissen). Also ab zum
Automaten an der Ecke (Reaktion), einen Euro einwer-
fen und schon erhält man den leckeren Riegel.

Auch in den nächsten Tagen besteht möglicherweise ab
und an der Wunsch, etwas zu naschen. Jeder Gang zum
Snack-Automaten prägt sich nun im prozeduralen Wissen ein und kann sich verselbstständigen.

Für das Speichern von festen Routinen ist in unserem
Gehirn vor allem das *Striatum* verantwortlich, ein Teil der
Basalganglien. Diese Hirnregion übernimmt nun die
Kontrolle, der Weg zum Snack-Automaten wird automatisiert. Und gegen die Macht der Basalganglien kann ich
mit meinem im präfrontalen Cortex beschlossenen Ziel,
weniger zu naschen, nur wenig ausrichten. Vor allem
wenn der präfrontale Cortex von den vielen täglichen
Entscheidungen bereits erschöpft ist. Je gestresster
ich bin, desto häufiger erwische ich mich dabei, wie
ich den Euro in den Automaton werfe und in den Riegel beiße.

Ziehe ich jedoch in ein neues Büro um, dann ändert
sich damit auch mein Verhalten. Der Snack-Automat
steht ja nicht mehr dort, wo ich bin. Da können meine
Basalganglien schimpfen, so lange sie wollen …[1, 2]

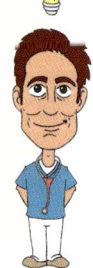

Fordern Sie Ihren präfrontalen Cortex!

Wie bei jedem Training lässt sich auch unser präfrontaler Cortex trainieren.

Übungen für die Willenskraft können dazu beitragen, dass nicht so schnell auf die Basalganglien umgeschaltet wird, sondern unsere Verhaltensweisen über eine längere Zeit vom präfrontalen Cortex gesteuert werden. Seine Erschöpfung lässt sich durch entsprechendes Training hinauszögern.

Der amerikanische Psychologe Roy Baumeister war es, der herausgefunden hat, dass eine Übung für die Willenskraft, die man über einige Zeit durchführt, unseren Willenskraftmuskel stärkt. Interessanterweise müssen die Übungen dazu gar nichts mit dem ursprünglichen Ziel zu tun haben.[3] Das erklärt auch, warum es mir hilft, einen Keks auf dem Teller liegen zu lassen, auch wenn mein Ziel gar keine Diät ist.

Ein Trick auf Ihrem Weg:
Nehmen Sie Kekse mit!

Ich will Sie nicht verwirren, aber Kekse können helfen, die Willenskraft zu stärken. Und jetzt meine ich ausnahmsweise mal richtige Kekse. Die mit Schokoladenstückchen oder Cremefüllung. Wissenschaftler haben nämlich herausgefunden, dass unsere Willenskraft auch vom Zuckergehalt in unserem Körper abhängt.[3] Wenn Sie sich einmal sehr willensschwach fühlen, dann knabbern Sie einfach ein Stück Schokolade oder lutschen ein Stück Traubenzucker. Sie werden merken, dass Ihre Entscheidungskraft wie im Fluge zurückkehrt.

Aber naschen Sie bitte nicht zu häufig – es geht nur um die kurze Steigerung der Willenskraft. Und da reicht schon eine Kleinigkeit aus.

Schokolade: für mehr Kraft – und mehr Kilos

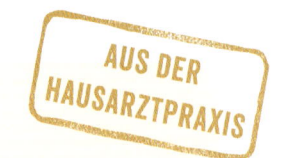

Ich kenne dieses Phänomen aus meiner Sprechstunde – und zwar von mir selber. Das war wahrscheinlich auch das Problem, weshalb ich so dick wurde wie auf dem Bild von Seite 8 (oben).

In meiner Hausarztsprechstunde sehe ich sehr viele Patienten am Tag. Ich muss ständig Entscheidungen treffen und mich auf neue Situationen einstellen. Und wie Sie bereits wissen, erschöpft unsere Entscheidungsfähigkeit mit der Anzahl der einzelnen Entscheidungen. Um arbeitsfähig zu bleiben und meinen präfrontalen Cortex zu stärken, habe ich daher immer häufiger zu Schokolade gegriffen. Das gab mir die Kraft zurück, Diagnosen zu stellen und mich für Therapien zu entscheiden. Aber leider führte der Schoko-Kick auch zu meinem Übergewicht.

Vielleicht kennen Sie das auch von sich selbst. Stress macht häufig Appetit auf Süßes. Der Körper hilft sich selber, indem er seine Willenskraft über die Glukosezufuhr stärkt.

Nach der ganzen Theorie können Sie jetzt endlich mit der Keks-Kur beginnen. Los geht es mit dem Basiskeks, und dann folgen Kekse zu den drei wichtigen Säulen Ihrer Gesundheit: Ernährung, Bewegung und emotionales Wohlbefinden.

Also: Legen Sie los! Mit dem Basiskeks auf der folgenden Seite.

BASISKEKS

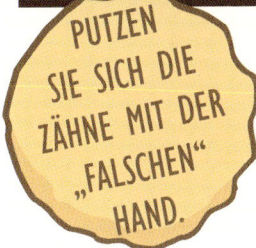

AUFGABE DER WOCHE:

Putzen Sie sich die Zähne mit der linken Hand (wenn Sie Linkshänder sind, mit der rechten Hand).

GRUND:

Der Psychologe Roy Baumeister, den Sie bereits im zweiten Kapitel kennengelernt haben (siehe Seite 53), konnte zeigen, dass sich die Willenskraft durch einfache Übungen, wie das Putzen der Zähne mit der „falschen" Hand, steigern lässt. Collegestudenten, die von Baumeister befragt wurden, berichteten von einer Verbesserung ihrer Fähigkeiten, verschiedene Aufgaben auszuführen, die ein hohes Maß an Willenskraft erforderten – vom regelmäßigen Besuch eines Fitnessstudios bis hin zu Erledigung der Hausaufgaben.

Durch diese Übung bereiten Sie sich auf die eigentlichen Gesundheitskekse der folgenden Wochen vor. Also, fangen Sie gleich damit an: Putzen Sie sich die Zähne – aber mit der falschen Hand.[4]

FÜR WEN IST DIESER KEKS BESONDERS GESUND?

• Dieser Keks ist für jeden geeignet.

SCHWIERIGKEIT: LEICHT

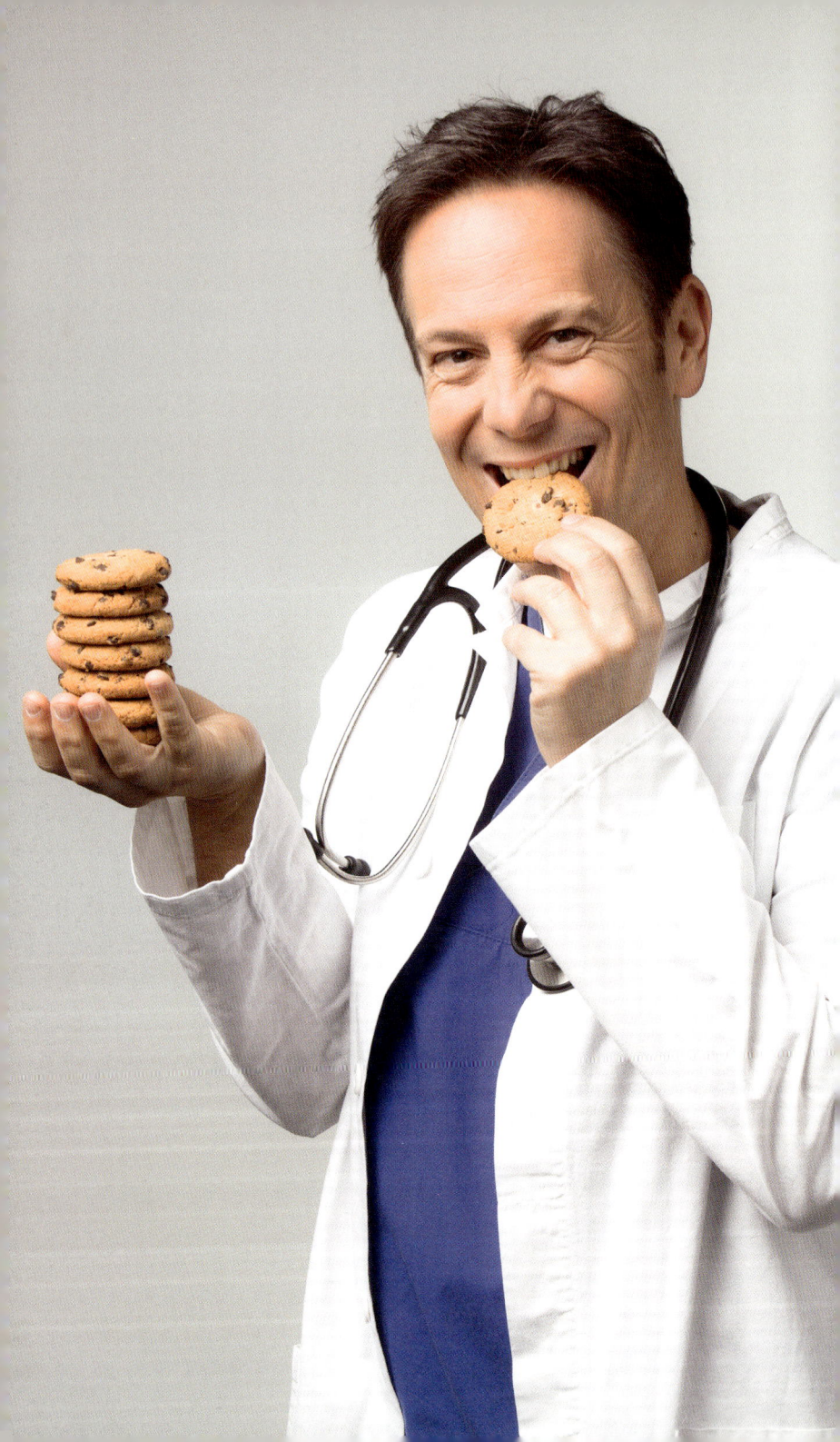

ERNÄHRUNGSKEKSE

Über das Thema, was eine **gesunde Ernährung** ist, wird viel diskutiert. Umso mehr mag es überraschen, dass **Kekse** zu einer gesunden Ernährung dazugehören. Natürlich nur Kekse der Keks-Strategie. **Lassen Sie sich überraschen!**

WAS IST EINE GESUNDE ERNÄHRUNG?

Wenn Sie zu vier verschiedenen Ärzten gehen und fragen, was eine gesunde Ernährung ist, erhalten Sie wahrscheinlich sechs unterschiedliche Antworten. Das Problem mit der gesunden Ernährung ist nämlich, dass wir immer noch nicht genau wissen, welche Ernährungsform die gesündeste ist.

Der Mensch ist ein erstaunliches Wesen. Unsere Spezies hat sich nahezu über den gesamten Erdball verteilt. Menschen überleben sowohl an den Polregionen als auch im Urwald Afrikas. Und sie überleben nicht nur, sie sind dabei auch recht munter und fidel. Und dass sich die Ernährung der Eskimos von den Essgewohnheiten der australischen Aborigines unterscheidet, wird wohl jedem klar sein. Ich bin immer wieder überrascht, was der Mensch eigentlich essen kann, ohne dass es ihm zu schaden scheint.

Warum wir essen müssen – die Energiezufuhr

Wenn wir herausfinden wollen, welche Ernährung die beste für uns ist, müssen wir uns zunächst einmal klarmachen, warum wir eigentlich essen müssen.

Diese Frage klingt vielleicht etwas seltsam, schließlich weiß jedes Kind, dass wir ohne Nahrungszufuhr sterben würden. Tatsache ist: Zwei bis drei Monate können gesunde Menschen ohne Nahrung überleben, vorausgesetzt sie trinken ausreichend Wasser,[1] länger nicht.

Wir essen also, weil wir unserem Körper ausreichend Energie zuführen müssen, um am Leben zu bleiben. Wenn auch weltweit Hunger ein großes gesundheitliches Problem darstellt,

Der Hungerstoffwechsel

Hunger ist keine Krankheit, sondern eine Kompetenz des Körpers. Wenn wir die Nahrungszufuhr einstellen, schaltet unser Organismus auf einen „Hungerstoffwechsel" um. Unser Gehirn startet ein Notfallprogramm und sorgt im Hypothalamus dafür, dass die Nebennieren das Stresshormon Adrenalin ausschütten. Der Grund dafür ist einfach: Es sollen alle Kräfte mobilisiert werden, damit wir uns auf Nahrungssuche begeben können.

Wird aber weiterhin keine Nahrung aufgenommen, reduziert unser Gehirn die Ausschüttung von Insulin. Dieses Hormon sorgt normalerweise dafür, dass unsere Muskeln mit Zucker versorgt werden. Durch die Verminderung der Insulinfreisetzung wird dieser Vorgang gebremst. Die Folge: Es bleibt mehr Zucker für das Gehirn übrig. Das Gehirn ist also egoistisch und sorgt für sein eigenes Überleben. Auf Kosten der anderen Organe.

Wissenschaftler konnten beobachten, dass die Organe von hungernden Menschen bis auf die Hälfte der ursprünglichen Größe schrumpfen. Nur nicht das Gehirn: Es behält seine Größe nahezu bei.

Allerdings ist das nicht wirklich egoistisch vom Gehirn, sondern eine äußerst wichtige Überlebensstrategie – nicht nur für das Gehirn, sondern für den gesamten Körper. Denn ohne Gehirn lebt es sich schlecht.

Bei längerem Hungern fällt der menschliche Körper in eine Art „Winterschlaf": Blutdruck, Herzfrequenz und Körpertemperatur sinken ab. Der Stoffwechsel läuft auf Sparflamme. Der Körper beginnt, an seine Energiereserven zu gehen: Er holt sich Eiweiß aus der Muskulatur, Fett aus den Depots. Dieser Raubbau bleibt allerdings nicht ohne Folgen: Die Abwehrfunktionen des Körpers leiden unter dem Energiemangel. Die Hautbarriere wird durchlässiger, das Immunsystem wird schwächer, es treten Entzündungen und Infektionen auf. Nach und nach versagen die Organe, bis der Mensch schließlich stirbt.

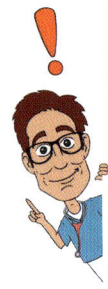

Der Hungerstoffwechsel, der unser Überleben ohne Nahrung über einen relativ langen Zeitraum sichert, läuft allerdings nicht immer so reibungslos ab. Er kann zum Beispiel durch Krankheiten und Entzündungen gestört werden. Dann wird die Insulinausschüttung nicht reduziert. Diese ist aber notwendig, um den schützenden Hungerstoffwechsel einzuleiten. Wenn der Körper es aber nicht schafft, seinen Stoffwechsel auf das Hunger-Not-Programm umzustellen, verhungert der Mensch innerhalb kurzer Zeit. Dies ist übrigens einer der Gründe, weshalb wir Fastenkuren nur bei bester Gesundheit durchführen sollten.

ist die Bevölkerung der sogenannten Ersten Welt eher von den Folgen einer zu hohen Nahrungsenergiezufuhr bedroht. Auf Deutsch: Wir sind zu fett! Weltweit sind mehr als zwei Milliarden Menschen übergewichtig oder fettleibig.[2] Mit weitreichenden Folgen (siehe Kasten Seite 61). Eine Aufgabe der gesunden Ernährung ist also eine dem Bedarf angepasste Zufuhr von Nahrungsenergie. Vereinfacht gesagt: Man sollte nicht mehr, aber auch nicht weniger essen, als man braucht.

Auf die Kalorienkontrolle kommt es an

Das ist einfacher gesagt, als getan. Denn leider haben wir kein eingebautes Messgerät, das uns sagt: „Nun ist Schluss mit dem Essen, für heute reicht es."
Ganz so stimmt das allerdings nicht. Unser Körper hat durchaus eine Vorstellung davon, wann es mit dem Essen reicht. Nur leider ist unser Körper bestrebt, eher etwas mehr zu es-

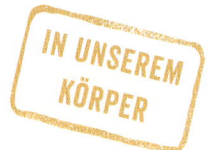

Folgen von Übergewicht

- Arteriosklerose (Gefäßverkalkung)
- Koronare Herzerkrankung und Herzinfarkt
- Gicht
- Bluthochdruck
- Schlaganfall
- Diabetes mellitus (Zuckerkrankheit)
- Tumorerkrankungen (z. B. Dickdarmkrebs, Speiseröhrenkrebs, Enddarmkrebs, Prostatakrebs, Brustkrebs, Gallenblasenkrebs, Gebärmutterhalskrebs)
- Fettlebererkrankung
- Gallensteine
- Sodbrennen
- Hormonstörungen
- Schlafbezogene Atemstörungen
- Chronische Müdigkeit
- Lungenhochdruck
- Depression
- Gelenkschäden
- Rückenschmerzen
- Verminderte Zeugungsfähigkeit
- Thrombosen
- Erhöhung der Sterblichkeit

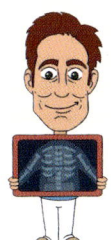

sen, als wir am Tag brauchen. Dadurch füllt er seine Notfallreserven für schlechte Zeiten, die glücklicherweise heute aber selten geworden sind.

Zu viel zu essen ist leicht. Wenn wir jeden Tag nur ein Knäckebrot mehr essen, als wir benötigen, werden wir innerhalb eines Jahres zwei Kilo zugenommen haben!

Eine Aufgabe der Keks-Kur sollte also die Kalorienkontrolle sein. Verwechseln Sie das aber bitte nicht mit einer Diät. Die

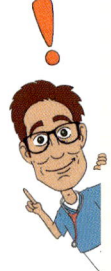

Achtung aufs Kalorien-Plus!

Die übliche, wenn auch nicht mehr ganz moderne Art, den Energiegehalt der Nahrung anzugeben, ist die Angabe der Kilokalorien (kcal). In einem Kilo Körperfett stecken ungefähr 7.000 kcal. Eine Scheibe Knäckebrot hat rund 40 kcal. Bei 365 Tagen im Jahr würde der tägliche Verzehr einer Knäckebrotscheibe ein zusätzliches Kalorien-Plus von 14.600 kcal bedeuten – oder zwei Kilogramm mehr auf der Badezimmerwaage.

Kontrolle der aufgenommenen Kalorien ist eine Lebensaufgabe, die Keks-Strategie bereitet Sie darauf vor. Und eines kann ich Ihnen jetzt schon versprechen: Sie werden nicht hungern oder gar leiden müssen.

Warum wir essen müssen – die Nährstoffe

Neben der Zufuhr von ausreichend Energie tragen wir mit unserer Ernährung auch zur Aufnahme von kleinen Bauteilchen, den sogenannten Nährstoffen, bei, die unser Körper für sein einwandfreies Funktionieren benötigt. Man unterscheidet hier grob die Makronährstoffe (Eiweiß, Kohlenhydrate und Fette) von den Mikronährstoffen (Mineralstoffe, Vitamine, Spurenelemente). Die Makronährstoffe sind das Basismaterial, aus dem sich der Körper zusammensetzt und das er für die Energiegewinnung benötigt. Die Mikronährstoffe sind notwendige Stoffe zur Aufrechterhaltung von Stoffwechselfunktionen. Mikronährstoffe liefern selber keine wesentliche Energie.
Ohne Mikronährstoffe können wir nicht überleben. Die beste Art, sich ausreichend mit Nährstoffen zu versorgen, besteht

nach wie vor in einer ausgewogenen Ernährung. Zusätzlich können wir den Körper auch mit Nahrungsergänzungsmitteln unterstützen, diese ersetzen aber niemals eine ausgewogene Ernährung. Daher ist ein Ziel der Ernährungskeks-Kur die ausreichende Zufuhr aller wichtigen Nährstoffe.

Warum wir essen müssen – die Ballaststoffe

Unter Ballaststoffen verstehen wir weitgehend unverdauliche Anteile unserer Nahrung, zum Beispiel die Faserstoffe in Obst und Gemüse. Man kann sie also als Rein-wie-raus-Lebensmittel beschreiben. Was ich runterschlucke, kommt unten nahezu unverändert wieder heraus.

Warum sollen wir die Ballaststoffe aber nicht gleich entsorgen oder gar nicht erst auf den Teller bringen? Können wir uns den Umweg über den Darm nicht sparen?

Die gesundheitliche Bedeutung von Ballaststoffen ist seit den 1970er-Jahren bekannt. Damals fanden Wissenschaftler heraus, dass Afrikaner, die sich ballaststoffreich ernährten, deutlich seltener an Zivilisationskrankheiten litten als Europäer oder Amerikaner.[3] Obwohl die Studie nicht ganz unumstritten ist, gelten Ballaststoffe aufgrund ihrer positivten Wirkungen heute als ein wahres Wundermittel der Ernährung.

Die Wirkung der Ballaststoffe beginnt bereits im Mund. Durch den Faseranteil unserer ballaststoffreichen Nahrung werden wir gezwungen, länger und ausgiebiger zu kauen. Im Mund beginnt bereits die Aufspaltung einiger Nahrungsbestandteile. Die Ballaststoffe sorgen dafür, dass wir ihr beim Essen genügend Zeit geben.

Eine wichtige Eigenschaft von Ballaststoffen ist ihr Bindevermögen an anderen Substanzen. Sie wirken in unserem Darm wie ein Schwamm und können schädliche Stoffe binden, die auf diese Weise mit dem Stuhlgang ausgeschieden werden. Auch Wasser wird von ihnen gebunden, die Darmtätigkeit angeregt und Verstopfungen vermieden. Das ist nicht nur gut für unser Wohlbefinden. Ein langer Kontakt von Nahrungsbestandteilen mit der Darmwand kann zu Entzündungsreaktionen und Tumoren führen. Daher schützen Ballaststoffe vor Dickdarmerkrankungen wie beispielsweise Dickdarmkrebs.

Ballaststoffe binden aber auch Nährstoffe, wie zum Beispiel Glukose. Durch die Bindung geht der Zucker langsamer in das Blut über, und der Blutzuckerspiegel steigt nach dem Essen nur langsam an. Das führt dazu, dass weniger Insulin (siehe Seite 116 f.) ausgeschüttet werden muss. Ballaststoffe sollten daher ein wichtiger Bestandteil der Ernährung insbesondere von Diabetikern sein.

Eine ballaststoffreiche Ernährung kann auch den Cholesterinspiegel senken. Und zwar über einen Umweg: Ballaststoffe binden Gallensäure im Darm und verhindern ihre Wiederaufnahme in das Blut. Die Leber muss nun vermehrt Gallensäuren bilden, dafür benötigt sie Cholesterin. Die Folge: Der Cholesterinspiegel im Blut sinkt – das ist nicht nur gut für unser Herz, sondern auch für unsere Gefäße.

Ballaststoffe sind übrigens auch maßgeblich an unserem Sättigungsgefühl beteiligt. Ballaststoffreiche Lebensmittel machen uns schneller satt und helfen uns daher bei der Kontrolle der aufgenommenen Kalorienzahl. Deshalb haben wir bei den Ernährungskeksen (ab Seite 70) auf eine ausreichende Versorgung mit Ballaststoffen geachtet.

Energiearm, aber nährstoffreich

Bei der Auswahl unserer Nahrung sollten wir darauf achten, dass die Lebensmittel eine hohe Nährstoffdichte und eine niedrige Energiedichte haben – also vollgepackt sind mit Vitaminen, Mineral- und Ballaststoffen, aber nicht zu viele Kalorien enthalten. Ein Beispiel: Eine Sahnetorte hat eine hohe Energiedichte bei gleichzeitig niedriger Nährstoffdichte. Daran ändern auch die Kirschen in der Schwarzwälder Kirschtorte nichts. Eine Paprika ist hingegen ein Lebensmittel mit einer hohen Nährstoffdichte bei geringer Energiedichte. Ganz klar, in welche Richtung unsere Ernährungskekse gehen, oder?

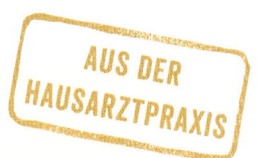
Reduzierter Energiebedarf im Alter

Gerade wenn wir älter werden, benötigen wir nicht mehr so viel Energie wie in jungen Jahren. Ältere Menschen bewegen sich nicht mehr so viel und verlieren Muskelmasse. Der Appetit lässt nach, aber der Bedarf an Vitaminen, Mineralstoffen und Ballaststoffen ist sogar erhöht. Daher ist das Risiko einer Mangelernährung bei älteren Menschen auch in unseren Breiten erhöht. Der Medizinische Dienst der Spitzenverbände der Krankenkassen (MDS) geht davon aus, dass jeder Zwölfte der über 60-Jährigen in Deutschland unter einer Mangelernährung leidet.

Ich gehe davon aus, dass viele „Altersbeschwerden" mit einer versteckten Mangelernährung zusammenhängen: Allgemeine Schwäche, Müdigkeit, Antriebslosigkeit, Depressionen, Infekthäufigkeit, Gewichtsverlust, erhöhtes Sturzrisiko mit Knochenbrüchen sowie Wundheilungsstörungen sind nur einige von ihnen.

Gerade für den älter werdenden Menschen ist es daher wichtig, zwar weniger Kalorien als in der Jugend zu sich zu nehmen, aber gleichzeitig auf eine ausreichende Nährstoffmenge zu achten. Und das ist gar nicht so einfach, denn besonders energiearme und nährstoffreiche Lebensmittel sind Obst und rohes Gemüse. Und das lässt sich schwer kauen – eine weitere Hürde im Alter.[4, 5] Eine Möglichkeit, den erhöhten Nährstoffbedarf im Alter zu decken, sind Grüne Smoothies. Also einfach rohes Obst und grünes Blattgemüse in einem Küchenmixer quirlen. Die Nährstoffe bleiben so erhalten. Mein persönlicher Tipp: Nehmen Sie ein bisschen gefrorenen Spinat dazu.

Ein Experiment: vegane Ernährung

Vor einigen Jahren wollte ich, angespornt von vielen Medienberichten, einmal selber ausprobieren, wie sich eine vegane Ernährung anfühlt. Ich war zuvor „Allesfresser", aß also mit Genuss Fleisch, Käse und andere Milcherzeugnisse, Gemüse, Fisch und Getreideprodukte.

Wie würde sich mein Leben ändern, wenn ich nun auf alles Tierische verzichtete? Also ab sofort kein Fleisch mehr, kein Fisch, kein Käse, keine Milch, keine Eier, kein Honig (ja, das wird ja auch von Tieren hergestellt, Insekten sind ja auch Tiere). Ich wollte einfach mal ausprobieren, ob sich das gut anfühlt und ob ich das überhaupt durchhalten würde. Ich nahm mir vor, möglichst zwei Wochen lang durchzuhalten. Aus den zwei Wochen wurde ein dreiviertel Jahr. Und es war eine spannende Zeit, in der ich sehr viel über Ernährung und was sie mit uns anstellt, gelernt habe.

Am Anfang: Entzugserscheinungen

Zunächst kam ich in eine Art „Entzug". Ich stand vor dem geöffneten Kühlschrank und schaute mir sehnsüchtig die Wurst an. Nachts träumte ich von halben Hähnchen. Aber nach ungefähr zwei Wochen war diese Phase vorüber. Ich hatte mich an die neue Ernährungsform gewöhnt. Und ich muss sagen: Es fühlte sich großartig an! „Wer es schafft, auf tierische Lebensmittel zu verzichten, der kann alles im Leben erreichen", dachte ich mir. Ich las Studien und Bücher über vegane Ernährung und wurde in meiner Entscheidung, alles Tierische zu meiden, bestätigt.

Unverständnis und Kopfschütteln

Schwierig war es natürlich, meiner Umwelt klarzumachen, dass ich nun plötzlich anders tickte. Meine Schwiegermutter kochte für mich eine Suppe, und ich fragte, ob die auch ohne Fleisch sei. „Klar", sagte sie. Auch als ich ihr das Würstchen in der Suppe zeigte, war sie noch felsenfest überzeugt davon, dass es eine fleischlose Speise war – denn für sie war eine Wurst einfach kein Fleisch.

Wenn ich in Restaurants essen war, lief ich mehr als einmal in die Küche, um dem Koch höchstpersönlich zu erklären, dass er für mich das Gemüse nicht in Butter anbraten durfte, denn Butter wird aus Milch hergestellt und Milch kommt von Kühen – und Kühe sind nun mal Tiere.

Aber all das störte mich nicht. Ich aß gerne vegan. Die Achtsamkeit, die ich dem Essen entgegenbrachte, tat mir gut. Meine Frau sagte: „Carsten, du leidest an Tupperkulose" – eine Anspielung auf all die Plastikbehälter voller Lebensmittel, die ich immer mit mir rumschleppte. Denn ich war immer hungrig, und veganen Nachschub zu bekommen war damals selbst in einer Großstadt wie Berlin noch schwierig.

Körperliche Auswirkungen der veganen Ernährung

Als Arzt wollte ich natürlich wissen: Was macht die vegane Ernährung eigentlich mit meinem Körper? Letztendlich ist es ja eine Mangelernährung. Veganer müssen zum Beispiel Vitamin B_{12} zuführen, da pflanzliche Lebensmittel kein Vitamin B_{12} enthalten. Ich wollte wissen: Habe ich irgendwelche Mangelerscheinungen durch diese Ernährungsform?

Zunächst einmal war ich sehr glücklich: Mein Cholesterinspiegel war ein Traum, meine freien Fettsäuren wie aus dem Bilderbuch, mein Blutdruck normal und ich fühlte mich gut. Aber zwei Sachen machten mir Sorge: Zum einen hatte ich einen geringen Blutspiegel für Omega-3-Fettsäuren, Stoffe, die für die Herzgesundheit wichtig sind und vor allem im Seefisch vorkommen. Zum anderen bemerkte ich, dass meine Muskeln langsam, aber unaufhaltsam weniger wurden. Und das trotz regelmäßigem Krafttraining. Wahrscheinlich deckte ich meinen Eiweißbedarf nicht ausreichend über die Ernährung. Allerdings wollte ich keine künstlichen Nahrungsergänzungen mit Soja-Eiweiß einnehmen.

Lange Rede, kurzer Sinn: Nach einem dreiviertel Jahr mit veganer Ernährung beendete ich mein Experiment und wurde zum Fisch essenden Vegetarier.

Neue Achtsamkeit beim Essen – aber …

Das Interessanteste an dieser Erfahrung war allerdings nicht der Abfall der Omega-3-Fettsäuren oder meiner Muskelkraft. Dies hätte man sicherlich durch eine Optimierung der veganen Ernährung beseitigen können. Nein, das Interessanteste war, was in mir vorging und wie meine Umwelt reagierte. Zunächst zu mir: Ich fühlte mich in meiner veganen Zeit teilweise unsterblich. Ich wusste, viele tierische Lebensmittel sind nicht gut für die Gesundheit. Da ich es schaffte, darauf zu verzichten, hatte ich das Gefühl der Überlegenheit. Außerdem schützte ich die Tiere und rettete nebenbei unseren Planeten. Die neuen Ernährungsregeln führten zu einer Achtsamkeit beim Essen, die einer Meditation gleichkam. Ich war glücklich. Aber je länger ich Veganer war, umso weniger Achtsamkeit war notwendig. Irgendwann ist mir die vegane Ernährung sozusagen in Fleisch und Blut übergegangen – obwohl ich auf Fleisch und Blut verzichtet hatte. Achtsamkeit war nicht mehr notwendig. Meine Zufriedenheit mit der Ernährungsform nahm mit abnehmender Achtsamkeit ebenfalls ab. Und damit auch mein Wohlbefinden.

Zustimmung und Ablehnung

Und nun zu meiner Umwelt: Ich fand es erstaunlich, wie oft ich als Veganer beschimpft wurde. Ernährung scheint keine Privatangelegenheit zu sein. Mein erweiterter Fleischverzicht schien einigen Zeitgenossen nicht zu gefallen. Ich hatte kein einziges Mal verlangt, dass irgendjemand anderes als ich selbst auf tierische Lebensmittel verzichten sollte. Und trotzdem stieß ich auf Verachtung und Ablehnung. Ich wollte eigentlich nur essen und mich nicht immer rechtfertigen müssen. Es kam mir vor, als sei unsere Ernährung eine Art „Ersatzreligion" geworden.

Besonders deutlich ist mir das aufgefallen, als ich, nachdem ich meine vegane Zeit bereits beendet hatte, im Sat.1-Frühstücksfernsehen[6] von meinem Experiment erzählte. In der folgenden Diskussion auf der Sat.1-Facebook-Seite wurde ich von beiden Lagern beschimpft:

Die Veganer sagten „Was bist du denn für ein Arzt, der wieder Fleisch isst? Du musst doch wissen, dass das ungesund ist!" Und die Fleischesser schrieben empört: „Was bist du denn für ein Arzt, der Veganer war? Fleisch ist doch gesund und lebensnotwendig!"

Und auch heute werde ich wegen meiner Ernährung teilweise angefeindet. Wie gesagt: Ich esse kein Fleisch, aber Fisch. Deswegen sagen Vegetarier häufig: „Sage nicht, dass du Vegetarier bist, schließlich isst du Fisch!" Und die Fleischesser melden sich zu Wort und schimpfen: „Erzähle doch nicht dauernd, dass du Vegetarier bist und dass das gesund sei. Der Mensch braucht Fleisch!"

Fazit des Ernährungsexperiments

Zwei Sachen habe ich aus meinem Ernährungsexperiment gelernt:

- Erstens: Ob uns eine Ernährungsform guttut, liegt nicht nur an der Nahrung selbst, sondern auch daran, welche Bedeutung wir ihr zuschreiben.

- Zweitens: Wir sollten versuchen, aus der Ernährung keinen Zwang zu machen. Denn Ernährung ist mehr als eine Ansammlung von Nährstoffen, sie hat auch eine kulturelle Bedeutung.

Behalten Sie also die Freude an Ihrem Essen. Ernähren Sie sich bunt und vielfältig. Aber achten Sie auf Ihr Gewicht. Die folgenden Ernährungskekse helfen Ihnen dabei.

ERNÄHRUNGSKEKS I

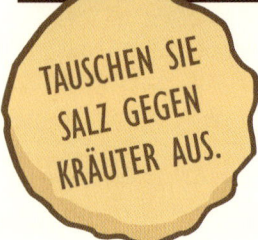

TAUSCHEN SIE SALZ GEGEN KRÄUTER AUS.

AUFGABE DER WOCHE:

Salz wird gegen Kräuter ausgetauscht.

GRUND: Salz lässt den Blutdruck ansteigen und kann Herz-
Kreislauf-Erkrankungen begünstigen.

FÜR WEN IST DIESER KEKS BESONDERS GESUND?

- Für Menschen mit Bluthochdruck.
- Für Menschen mit Herzerkrankungen.
- Für alle Menschen, die ihre Ernährung gesünder gestalten möchten.

WER SOLLTE DIESEN KEKS NICHT DURCHFÜHREN?

- Menschen mit Nierenerkrankungen sollten vorher ihren Arzt fragen.
- Menschen, die harntreibende Medikamente einnehmen, zum Beispiel zur Behandlung einer Herzschwäche, einer Nierenerkrankung oder von Bluthochdruck, sollten vorher ihren Arzt aufsuchen.

SCHWIERIGKEIT: ★★☆ MITTEL

HINTERGRUND:

Eigentlich gibt es keine ungesunden Lebensmittel. Es geht eher um die Menge, die wir von bestimmten Nahrungsmitteln zu uns nehmen.

Schon der Arzt Paracelsus (1493–1541) wusste: „Alle Dinge sind Gift, und nichts ist ohne Gift; allein die Dosis machts, daß ein Ding kein Gift sei."[7]

Ein echtes Gift in unserer Küche ist Salz. Eigentlich ist es ein Wunder, dass wir Salz einfach so im Supermarkt kaufen können und dafür nicht in die Apotheke gehen müssen und ein ärztliches Rezept benötigen. Immerhin sind bei einem Erwachsenen bereits zehn Esslöffel Salz am Tag tödlich (das sind 0,5–1,0 Gramm Kochsalz pro Kilogramm Körpergewicht). Dass wir für Salz trotzdem kein ärztliches Rezept brauchen, liegt alleine an der Tatsache, dass kein Mensch diese Menge freiwillig zu sich nehmen würde.

Aber auch wenn wir freiwillig keine tödlichen Mengen Kochsalz essen würden, kann Salz zum Tode führen. Denn ein übermäßiger Salzverzehr begünstigt die Entstehung von

Tödlicher Irrtum

Im Jahr 2004 kam es zu einem tödlichen Irrtum: Die vierjährige Angelina wollte sich einen leckeren Pudding machen und verwechselte Zucker mit Salz. Zwei Esslöffel davon schüttete sie in die Süßspeise.

Als das Kind den versalzenen Pudding nicht essen wollte, reagierte die Stiefmutter genervt und zwang das Kind, den Pudding aufzuessen.

Das Problem: Angelina wog zu dem Zeitpunkt 15 Kilogramm. Die zwei Esslöffel Speisesalz waren für sie tödlich, das Kind starb.

Herz-Kreislauf-Erkrankungen.[8] So führt zum Beispiel bei einigen Menschen der Konsum von Speisesalz zu einer Erhöhung des Blutdrucks. Das trifft zwar nicht auf alle Menschen gleichermaßen zu, es scheint vielmehr von der genetischen Veranlagung abzuhängen. Dennoch haben Studien ergeben, dass eine Verminderung der Salzaufnahme günstige Effekte auf den Blutdruck hat.[9]

Wie viel Salz ist gesund?

Die Weltgesundheitsorganisation (WHO) empfiehlt eine maximale Salzmenge von fünf Gramm pro Tag, um Herz-Kreislauf-Erkrankungen vorzubeugen. Das entspricht in etwa einem Teelöffel Salz. Aber bei der täglichen Salzmenge darf man nicht nur das Salz berücksichtigen, das wir morgens auf unser Frühstücksei streuen. Vor allem das versteckte Salz in Lebensmitteln ist hier die wahre Gefahr. Und Salz lauert fast überall: Im Kartoffelsalat mit Wiener Würstchen (4,3 Gramm), im Fertig-Kartoffelknödel (2,4 Gramm in zwei Knödeln) und im Rotkohl aus dem Glas (1,5 Gramm pro Portion). Selbst im Toastbrot findet man fast ein halbes Gramm Salz pro Scheibe. Da erreicht man die Obergrenze von fünf Gramm pro Tag schon recht schnell.

ACHTUNG

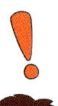

Vorsicht, Suchtgefahr!

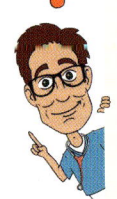

Wissenschaftler haben herausgefunden, dass Salz süchtig machen kann. Und dabei unterscheidet sich die Sucht nach Salz gar nicht so sehr von der Sucht nach Kokain oder Heroin. Die Aufnahme von Salz beeinflusst nämlich das Belohnungssystem in unserem Gehirn und führt zu einem Lustgewinn.[10]

Mehr Sport — mehr Salz

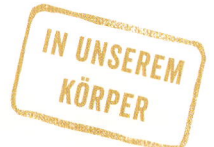

Menschen, die viel schwitzen, zum Beispiel beim Sport, müssen ihren Salzverzehr nicht auf die von der WHO empfohlene Menge einschränken. Denn mit dem Schweiß wird Salz aus dem Körper ausgeschieden.

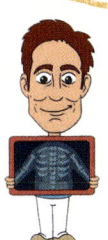

Der Salzgehalt von Mikrowellengerichten

Vor allem Fertiggerichte sind wahre Salzbomben. Wie viel Salz sie enthalten, können wir Verbraucher oft nur sehr schwer nachvollziehen.

2010 untersuchte die Verbraucherzentrale Nordrhein-Westfalen den Salzgehalt von Mikrowellengerichten.[11] Von 103 Gerichten war auf lediglich sechs Packungen der Salzgehalt abzulesen. Viele Hersteller gaben lediglich den Natriumgehalt an. Um den wahren Salzgehalt zu berechnen, muss dieser allerdings mit 2,54 multipliziert werden. Die Verbraucherzentrale kritisierte das als „nicht verbraucherfreundlich und höchst bedenklich". In einigen Fällen enthielt bereits eine Portion des Fertiggerichts die gesamte empfohlene Tagesmenge an Salz.

Weniger Salz – weniger Kalorien

Auch wenn sich der Salzgehalt von Fertiggerichten nicht ändern lässt, können wir doch unseren Salzkonsum deutlich einschränken, indem wir auf das Salzstreuen verzichten. Und das ist gar nicht mal so schwer. Man gewöhnt sich relativ schnell an weniger Salz im Essen.[12] Und da Salz appetitsteigernd wirkt, sparen wir dank weniger Salz nebenbei noch einige Kalorien ein. Damit das Essen aber nicht allzu fade schmeckt, können wir Salz einfach durch aromatische Kräuter ersetzen (siehe Kasten Seite 74).

DURCHFÜHRUNG:

- Nehmen Sie den Salzstreuer vom Tisch.
- Verbannen Sie Knoblauchsalz aus Ihrem Küchenschrank und tauschen Sie es gegen Knoblauchpulver aus.
- Würzen Sie Ihre Speisen mit Kräutern anstelle von Salz.
- Verzichten Sie auf gesalzene Nüsse – essen Sie Nüsse einfach pur oder leicht angeröstet.
- Salzen Sie die Pasta erst nach dem Kochen.
- Peppen Sie Fisch und Gemüse mit Zitronensaft anstelle von Salz auf.
- Wenn Sie einen Salzstreuer benutzen wollen, dann streuen Sie nicht direkt auf das Essen, sondern erst in Ihre Hand. Dadurch können Sie die Salzmenge besser kontrollieren.
- Ernähren Sie sich kaliumreich, denn Kalium ist der natürliche Gegenspieler von Natrium im Speisesalz.

KÜCHENTIPP

Experimentieren Sie mit Kräutern!

Anders als beim Salz kann man dem Essen mit Kräutern sogar mehr Raffinesse verpassen:

- Mittelmeer und Sonne: Salbei, Thymian, Oregano, Rosmarin
- Orientalisch: Zimt, Kardamom, Kreuzkümmel
- Schärfe: Chili, Pfeffer, Paprika
- Asiatisch: Ingwer, Zitronengras, Thaibasilikum

Aber Vorsicht bei fertigen Gewürzmischungen! Diese enthalten häufig Salz.

KÜCHENTIPP

Einige kaliumreiche Lebensmittel

Kalium ist wichtig, denn es vermindert die schädigende Wirkung von Salz im Körper. Daher sollten immer wieder folgende kaliumreiche Nahrungsmittel auf Ihrem Speiseplan stehen:

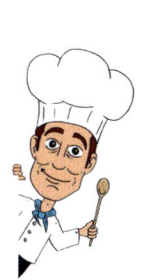

- **Früchte:** Äpfel, Aprikosen, Avocado, Bananen, Datteln, Melone, Nüsse, Zitrusfrüchte.
- **Kräuter und Gemüse:** Artischocken, Bohnen, Erbsen, Kartoffeln, Kohl, Linsen, Petersilie, Pilze, Salat, Sojabohnen, Spinat, Tomaten.

Tipp: Schütten Sie das kaliumreiche Kochwasser vom Gemüse nicht weg. Verwenden Sie es weiter für Soßen.

ERNÄHRUNGSKEKS 2

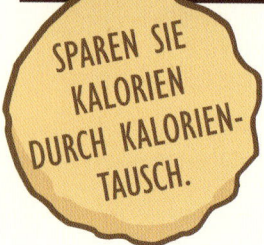

SPAREN SIE KALORIEN DURCH KALORIEN-TAUSCH.

AUFGABE DER WOCHE:

Tauschen Sie energiereiche Lebensmittel gegen energiearme Alternativen.

GRUND: Übergewicht begünstigt eine Vielzahl von Erkrankungen. Unser Lebensstil verführt uns dazu, mehr Energie zuzuführen, als wir verbrauchen.

FÜR WEN IST DIESER KEKS BESONDERS GESUND?

- Für Menschen mit Übergewicht.
- Für Menschen, die mit Diäten Probleme haben.

WER SOLLTE DIESEN KEKS NICHT DURCHFÜHREN?

- Menschen mit einer Essstörung.
- Menschen mit Untergewicht.
- Menschen, die normalgewichtig sind und ihr Essverhalten beibehalten möchten.
- Menschen mit Tumorerkrankungen.
- Menschen mit Infektionserkrankungen.

SCHWIERIGKEIT: ⭐⭐☆ MITTEL

HINTERGRUND:

Übergewicht ist ein großes gesundheitliches Problem weltweit. Mehr als zwei Milliarden Menschen sind übergewichtig und leiden in der Folge an einer Vielzahl von Krankheiten (siehe Kasten „Folgen von Übergewicht", Seite 61).

Egal, was uns Trend-Diäten glauben machen wollen, letztendlich gibt es nur eine einfache Wahrheit: Wenn ich mehr esse, als ich verbrauche, nehme ich zu.

Und unterm Strich ist es egal, wann ich etwas esse (Stichwort „Schlank im Schlaf"), ob ich die Menge der Kohlenhydrate reduziere (Stichwort „Low Carb"), auf Fett verzichte (Stichwort „Low Fat"), besonders viel Eiweiß zu mir nehme (Stichwort „Dukan Diät") oder bestimmte Lebensmittel nicht zusammen verzehre (Stichwort „Trennkost"): Entscheidend für den Gewichtsverlust ist die Menge an Kalorien, die ich täglich zu mir nehme.

Unser Energiebedarf – individuell und nicht immer gleich

Aber so einfach das klingt, so schwierig ist es. Und deshalb gibt es auch so viele Diäten und Gewichtsreduktionsprogramme, weil es eben gar nicht so leicht ist, entsprechend seinem persönlichen Energiebedarf zu essen.

Zunächst einmal ist der Bedarf an Energie von Mensch zu Mensch verschieden. Ein Bodybuilder beispielsweise benötigt viel mehr Kalorien pro Tag als eine alte Dame im Altersheim. Aber auch bei ein und demselben Menschen variiert der Energiebedarf von Tag zu Tag.

Unser Körper ist bei den meisten Funktionen bestrebt, ein Gleichgewicht herzustellen. Dazu wird beispielsweise unsere Körpertemperatur möglichst konstant gehalten, oder der Säure-Basen-Haushalt wird in engen Bereichen geregelt. Aber gerade bei unserem Körpergewicht scheint dieses Streben nach Gleichgewicht zu versagen.

Gewichtszunahme – was außerdem dazu beitragen kann

Wir nehmen zu, wenn wir mehr essen, als wir verbrauchen. Dennoch hat die Wissenschaft weitere erstaunliche Gründe für eine Gewichtszunahme gefunden:

- Kinder, die mit einem bestimmten Typ eines Erkältungsvirus (Adenovirus 36) infiziert sind, haben ein erhöhtes Risiko, übergewichtig zu werden.[13]
- Die Benutzung von Klimaanlagen könnte möglicherweise Übergewicht fördern. Eine Studie aus dem Jahr 2006 konnte zeigen, dass komfortable Umgebungstemperaturen mit einem höheren Risiko für Übergewicht einhergehen.[14]
- Eine Mutter zu haben, die Arbeiten geht, steigert ebenfalls das Risiko, übergewichtig zu werden.[15]
- Zu wenig Schlaf fördert Übergewicht. Wissenschaftler fordern daher unter anderem, Computer und Fernseher aus dem Schlafzimmer zu verbannen. Vielleicht kann man dadurch sogar etwas abnehmen.[16]
- Die operative Entfernung der Mandeln kann ebenfalls zu einer Gewichtszunahme führen. Das haben Wissenschaftler aus Missouri, USA, herausgefunden. Und die Gewichtszunahme kann sogar bis zu sieben Jahre nach der Operation anhalten.[17]
- Schlafen bei Licht in der Nacht könnte Sie ebenfalls fett machen. Zumindest nehmen Mäuse im Labor zu, wenn sie bei Licht schlafen müssen.[18] Also: Wenn Sie ein paar Pfund abnehmen wollen, dann gehen Sie doch einfach ein wenig früher ins Bett!

Dabei kann man eigentlich gar nicht von einem Versagen sprechen, denn unser Körper versucht, sich zu Zeiten des Nahrungsüberschusses ein Energiepolster für schlechte Zeiten anzufuttern. Daher können wir uns auf unser Körpergefühl bei der Energiezufuhr häufig nicht verlassen.

Ihr ständiger Begleiter: die Waage

Wie kann ich nun herausfinden, ob die zugeführte Energiemenge für mich die richtige ist? Ganz einfach: mithilfe einer Waage. Denn wie schon gesagt: Wenn ich zu viel esse, werde ich schwerer. Wiegen Sie sich daher mindestens einmal pro Woche. Wenn Sie zunehmen, haben Sie zu viel gegessen. Diese einfache Methode ist zuverlässiger als das lästige Kalorienzählen.

Wenn Sie einmal übergewichtig waren und nun Ihr Traumgewicht erreicht haben, zum Beispiel mithilfe der Keks-Strategie, denken Sie aber bitte daran: Das Gewicht zu halten ist einfacher, als Gewicht wieder zu reduzieren. Also achten Sie

KÜCHENTIPP

Richtwerte für die tägliche Energiezufuhr

Mithilfe der ungefähren Kalorienangaben können Sie eine grobe Einschätzung Ihres persönlichen Energiebedarfs treffen.[19]

Alter (in Jahren)	Energiezufuhr Mann	Energiezufuhr Frau
15 bis 19	3100 kcal	2500 kcal
20 bis 25	3000 kcal	2400 kcal
26 bis 50	2900 kcal	2300 kcal
51 bis 65	2500 kcal	2000 kcal
über 65	2300 kcal	1800 kcal

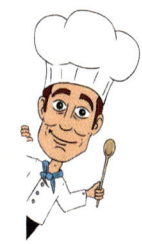

darauf, nicht wieder übermäßig zuzunehmen. Wiegen Sie sich daher ein Leben lang weiter, und helfen Sie Ihrem Körper bei der Feineinstellung Ihrer Energiezufuhr.

Wenn Sie Ihr Gewicht reduzieren möchten, dann hilft Ihnen der Keks dieser Woche dabei, denn nun gilt es energiereiche Nahrungsmittel gegen energiearme auszutauschen. Das ist einfacher, als Kalorien zu zählen oder eine Diät zu machen. Wenn Sie sich einmal daran gewöhnt haben, spricht nichts dagegen, den Keks für längere Zeit fortzuführen – vielleicht sogar Ihr ganzes Leben lang. Und denken Sie daran, sich regelmäßig zu wiegen!

DURCHFÜHRUNG:

Der Austausch von hochkalorischen Lebensmitteln gegen Varianten mit weniger Kalorien ist einfach und die Aufgabe für diese Woche. Dadurch, dass Sie Lebensmittel austauschen, nehmen Sie im Gegensatz zu einer Reduktionsdiät weiterhin ausreichend Nährstoffe zu sich und werden nicht hungrig.

KÜCHENTIPP

Tauschen Sie folgende Lebensmittel gegeneinander aus:[20]

Energiereiches Lebensmittel	Energiearme Alternative	Menge	Gesparte Kalorien (kcal)
Aal	Scholle	150 g	260
Apfelsaft	Apfelschorle	250 ml	65
Bier	Radler	500 ml	100
Bratkartoffeln	Backkartoffeln	200 g	190

Energiereiches Lebensmittel	Energiearme Alternative	Menge	Gesparte Kalorien (kcal)
Butter/Margarine	Halbfettbutter	1 TL	15
Butter/Margarine	Magerquark	1 TL	20
Cola	Cola light	250 ml	140
Croissant	Vollkornbrötchen	1 Stück	70
Eis, Sahneeis	Eis, Fruchteis	3 Kugeln	55
Joghurt, Sahne-joghurt mit Frucht	Joghurt, fettarm (1,5 %) mit Frucht	200 g	125
Kaffee mit Zucker	Kaffee mit Süßstoff	1 Tasse	20
Kartoffelchips	Salzstangen	50 g	100
Käse (fettreich 45 %)	Käse (fettarm 30 %)	1 Scheibe	30
Kroketten	Salz-/Pellkartoffeln	200 g	310
Mousse au Chocolat	Pudding mit fettarmer Milch	150 g	175
Nussnugataufstrich	Marmelade	30 g	75
Pralinen	Gummibärchen	3 Stück	145
Sahne	Milch	2 TL	25
Salami	Putenschinken	1 Scheibe	40
Salatdressing mit Mayonnaise	Salatdressing mit Zitrone und Joghurt	10 g	60
Schokolade	Lakritze	20 g	35
Studentenfutter	Trockenfrüchte	20 g	30
Suppe, Creme mit Sahne	Suppe, Gemüse püriert	200 g	145
Tee mit Zucker	Tee mit Süßstoff	1 Tasse	20
Torte (Creme)	Hefegebäcke mit Früchten	1 Stück	60
Weißwein	Weißweinschorle	200 ml	70
Wurst (gebraten oder gegrillt)	Schweinefleisch	150 g	215

ERNÄHRUNGSKEKS 3

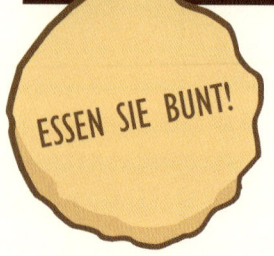

ESSEN SIE BUNT!

AUFGABE DER WOCHE:

Treffen Sie Entscheidungen für eine vielfältige Ernährung.

GRUND: Die Verbesserung der Zufuhr von Mikronährstoffen und Ballaststoffen führt zu einem gesünderen Leben.

FÜR WEN IST DIESER KEKS BESONDERS GESUND?

* Dieser Keks ist für jeden geeignet.

WER SOLLTE DIESEN KEKS NICHT DURCHFÜHREN?

* Jeder sollte diesen Keks durchführen.

SCHWIERIGKEIT: ⭐⭐☆ MITTEL

HINTERGRUND:

Was die gesündeste Ernährungsform ist, wissen nicht einmal Ärzte und Wissenschaftler. Aber eins ist klar: Eine vollwertige Ernährung hält fit und gesund und fördert Leistung und Wohlbefinden. Und was unter einer vollwertigen Ernährung verstanden wird, hat die Deutsche Gesellschaft für Ernährung (DGE) in ihren zehn Regeln klargestellt[21] (siehe Seite 84 f.).

Sekundäre Pflanzenstoffe

Am leichtesten genießen Sie die Lebensmittelvielfalt mit ausreichenden Vitaminen, Mineralstoffen sowie Ballaststoffen und sekundären Pflanzenstoffen, indem Sie sich mit einem einfachen Farbtrick helfen: Essen Sie bunt!
Die intensiven Farben von Obst und Gemüse entstehen durch sogenannte Flavonoide, die sekundären Pflanzenstoffe. Diese erfüllen bei der Pflanze folgende Funktionen:[22]

- Abwehr von Krankheitserregern,
- Abwehr von Pflanzenfressern,
- Schutz vor UV-Strahlung,
- Anlocken von Bestäubern und Samenverbreitern, beispielsweise Insekten und Vögeln,
- Verdunstungsschutz,
- mechanische Festigung.

Aber auch für den Menschen haben die sekundären Pflanzenstoffe große Bedeutung, denn sie:

- senken den Blutdruck,
- verbessern eine Herzschwäche,
- verhindern Thrombosen,
- regulieren den Blutzuckerspiegel,
- fördern die Verdauung und bekämpfen Bakterien,
- regen das Immunsystem an und hemmen Entzündungen,
- senken den Cholesterinspiegel,
- schützen vor der Entstehung von Tumoren,
- haben hormonähnliche Wirkungen.

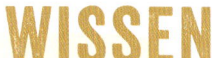

Die 10 Regeln der Deutschen Gesellschaft für Ernährung

1) Die Lebensmittelvielfalt genießen

Vollwertiges Essen und Trinken beinhaltet eine abwechslungsreiche Auswahl, angemessene Menge und Kombination nährstoffreicher und energiearmer Lebensmittel. Wählen Sie überwiegend pflanzliche Lebensmittel. Diese haben eine gesundheitsfördernde Wirkung und unterstützen eine nachhaltige Ernährungsweise.

2) Reichlich Getreideprodukte sowie Kartoffeln

Brot, Getreideflocken, Nudeln, Reis, am besten aus Vollkorn, sowie Kartoffeln enthalten reichlich Vitamine, Mineralstoffe sowie Ballaststoffe und sekundäre Pflanzenstoffe. Verzehren Sie diese Lebensmittel mit möglichst fettarmen Zutaten. Mindestens 30 Gramm Ballaststoffe, vor allem aus Vollkornprodukten, sollten es täglich sein. Eine hohe Zufuhr senkt die Risiken für verschiedene ernährungsmitbedingte Krankheiten.

3) Gemüse und Obst – Nimm „5 am Tag"

Genießen Sie 5 Portionen Gemüse und Obst am Tag, möglichst frisch, nur kurz gegart oder gelegentlich auch als Saft oder Smoothie – zu jeder Hauptmahlzeit und als Zwischenmahlzeit: Damit werden Sie reichlich mit Vitaminen, Mineralstoffen sowie Ballaststoffen und sekundären Pflanzenstoffen versorgt und verringern das Risiko für ernährungsmitbedingte Krankheiten. Bevorzugen Sie saisonale Produkte.

4) Milch und Milchprodukte täglich, Fisch ein- bis zweimal in der Woche, Fleisch, Wurstwaren sowie Eier in Maßen

Diese Lebensmittel enthalten wertvolle Nährstoffe, wie z. B. Calcium in Milch, Jod, Selen und Omega-3-Fettsäuren in Seefisch. Entscheiden Sie sich bei Fisch für Produkte mit anerkannt nachhaltiger Herkunft. Im Rahmen einer vollwertigen Ernährung sollten Sie nicht mehr als 300–600 g Fleisch und Wurst pro Woche essen. Fleisch ist Lieferant von Mineralstoffen und Vitaminen (B_1, B_6 und B_{12}). Weißes Fleisch (Geflügel) ist unter gesundheitlichen Gesichtspunkten günstiger zu bewerten als rotes Fleisch (Rind, Schwein). Bevorzugen Sie fettarme Produkte, vor allem bei Fleischerzeugnissen und Milchprodukten.

5) Wenig Fett und fettreiche Lebensmittel

Fett liefert lebensnotwendige (essenzielle) Fettsäuren und fetthaltige Lebensmittel enthalten auch fettlösliche Vitamine. Da es besonders energiereich ist, kann die gesteigerte Zufuhr von Nahrungsfett die Entstehung von Überge-wicht fördern. Zu viele gesättigte Fettsäuren erhöhen das Risiko für Fettstoff-wechselstörungen, mit der möglichen Folge von Herz-Kreislauf-Krankheiten. Bevorzugen Sie pflanzliche Öle und Fette (z. B. Raps- und Sojaöl und daraus hergestellte Streichfette). Achten Sie auf unsichtbares Fett, das in Fleisch-erzeugnissen, Milchprodukten, Gebäck und Süßwaren sowie in Fast-Food und Fertigprodukten meist enthalten ist. Insgesamt 60–80 Gramm Fett pro Tag reichen aus.

6) Zucker und Salz in Maßen
Verzehren Sie Zucker und Lebensmittel bzw. Getränke, die mit verschiedenen Zuckerarten (z. B. Glucosesirup) hergestellt wurden, nur gelegentlich. Würzen Sie kreativ mit Kräutern und Gewürzen und wenig Salz. Wenn Sie Salz verwen-den, dann angereichert mit Jod und Fluorid.

7) Reichlich Flüssigkeit
Wasser ist lebensnotwendig. Trinken Sie rund 1,5 Liter Flüssigkeit jeden Tag. Bevorzugen Sie Wasser – ohne oder mit Kohlensäure – und energiearme Ge-tränke. Trinken Sie zuckergesüßte Getränke nur selten. Diese sind energiereich und können bei gesteigerter Zufuhr die Entstehung von Übergewicht fördern. Alkoholische Getränke sollten wegen der damit verbundenen gesundheitlichen Risiken nur gelegentlich und nur in kleinen Mengen konsumiert werden.

8) Schonend zubereiten
Garen Sie die Lebensmittel bei möglichst niedrigen Temperaturen, soweit es geht kurz, mit wenig Wasser und wenig Fett – das erhält den natürlichen Ge-schmack, schont die Nährstoffe und verhindert die Bildung schädlicher Verbin-dungen. Verwenden Sie möglichst frische Zutaten. So reduzieren Sie überflüs-sige Verpackungsabfälle.

9) Sich Zeit nehmen und genießen
Gönnen Sie sich eine Pause für Ihre Mahlzeiten und essen Sie nicht ne-benbei. Lassen Sie sich Zeit, das fördert Ihr Sättigungsempfinden.

10) Auf das Gewicht achten und in Bewegung bleiben
Vollwertige Ernährung, viel körperliche Bewegung und Sport (30–60 Mi-nuten pro Tag) gehören zusammen und helfen Ihnen dabei, Ihr Gewicht zu regulieren. Gehen Sie zum Beispiel öfter einmal zu Fuß oder fahren Sie mit dem Fahrrad. Das schont auch die Umwelt und fördert Ihre Gesundheit.

Quelle: Deutsche Gesellschaft für Ernährung e. V., Godesberger Allee 18, 53175 Bonn

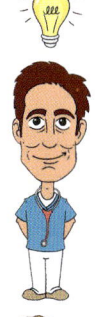

Die Industrie vermarktet die gesundheitlichen Effekte von sekundären Pflanzenstoffen in Form von Nahrungsergänzungsmitteln. Aber, ganz ehrlich, wenn Sie sich bunt ernähren, brauchen Sie keine Pillen. Decken Sie Ihren Bedarf an Flavonoiden lieber direkt aus der Natur!

Folgende Pflanzenstoffe stecken in den unterschiedlichen Farben von Obst und Gemüse:[23]

Rot

Lycopin ist ein roter Pflanzenfarbstoff, der viele schädigende Stoffe im menschlichen Körper unschädlich machen kann. Es
- schützt vor Herz-Kreislauf-Erkrankungen,
- hilft beim Abbau von LDL-Cholesterin,
- schützt vor Prostatakrebs.

Orange

Vor allem Carotinoide führen zu einer gelben bis rötlichen und orangenen Farbe. Carotinoide
- stärken die Immunabwehr und unterstützen das Sehen,
- hemmen das Tumorwachstum.

Grün

Chlorophyll macht Pflanzen grün. Dieser Farbstoff wird auch als „Blattgrün" bezeichnet. Chlorophyll
- unterstützt die Zellregeneration,
- fördert die Produktion von roten Blutkörperchen,
- unterstützt die Darmflora.

Violett

Anthocyane färben Obst und Gemüse violett. Sie
- hemmen die Hautalterung,
- wirken gegen Entzündungen.

Weiß

Vor allem in Knoblauch kommt Allicin vor. Es
- wirkt antibakteriell,

- hemmt Entzündungen,
- wirkt durchblutungsfördernd,
- schützt vor Gefäßverkalkung.

DURCHFÜHRUNG:

Achten Sie in dieser Keks-Woche darauf, möglichst viele verschiedene Farben zu essen. Sie sollten bei jeder Mahlzeit Lebensmittel mit mindestens drei unterschiedlichen Farben auf den Tisch bringen.

KÜCHENTIPP

Die bunte Ernährung

Rot	Orange	Grün	Violett	Weiß
Chili	Kürbis	Salate	Auberginen	Spargel
Erdbeeren	Mais	Bohnen	Blaue Bohnen	Blumenkohl
Himbeeren	Kartoffeln	Gurken	Lollo Rosso	Zwiebel
Johannisbeeren	Gelbe Zucchini	Erbsen	Heidelbeeren	Rettich
Kirschen	Getreide	Grüne Paprika	Pflaumen	Knoblauch
Paprika	Gelbe Paprika	Avocados	Schwarze Johannisbeeren	Fenchel
Preiselbeeren	Banane	Zucchini	Blaue Weintrauben	Sellerie
Radieschen	Gelbe Äpfel und Birnen	Chinakohl	Holunderbeeren	Pastinake
Rote Bete	Mangos	Spinat	Feigen	Kokos
Tomaten	Ananas	Brokkoli	Datteln	Litschi
Wassermelonen	Zitronen	Grüne Weintrauben	Brombeeren	Meerrettich
Rote Bohnen	Ingwer	Stachelbeeren	Blaukraut	Porree
Granatäpfel	Grapefruit	Petersilie	Dunkle Kirschen	Chicorée
Rote Äpfel	Gelbe Pflaumen	Pistazien	Heidekraut	Champignons
Acerola	Karotten	Oliven	Thymian	Chinakohl

ERNÄHRUNGSKEKS 4

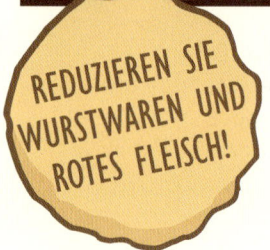

REDUZIEREN SIE WURSTWAREN UND ROTES FLEISCH!

AUFGABE DER WOCHE:

Wurst und rotes Fleisch wird gegen schmackhafte Alternativen ausgetauscht.

GRUND: Verarbeitetes und rotes Fleisch schädigen unseren Körper und könnten krebserregend sein.

FÜR WEN IST DIESER KEKS BESONDERS GESUND?

- Für alle Menschen, die Fleisch und Wurst essen.

WER SOLLTE DIESEN KEKS NICHT DURCHFÜHREN?

- Jeder sollte diesen Keks durchführen.

SCHWIERIGKEIT: ⭐⭐⭐ SCHWER

HINTERGRUND:

Im Herbst 2015 ging eine schockierende Nachricht der Weltgesundheitsorganisation WHO durch die Medien: Wurst wird als krebserregend eingestuft!

Doch so ganz neu ist die Erkenntnis nicht. Bereits im März 2013 titelte Spiegel Online plakativ: „Der Tod mag Wurst" und warnte: „Wer viel Wurst isst, stirbt in der Regel früher."[24]

Nun gibt es kaum eine Warnung, die bei Menschen mehr Gehör findet, als dass etwas krebserregend sei. Stoffe, die krebserregend sind, werden in der Medizin als Karzinogene bezeichnet.[25] Gemäß der Internationalen Agentur für Krebsforschung (IARC) der WHO werden Karzinogene in verschiedene Gruppen eingeteilt:

- Gruppe 1: karzinogen für Menschen

- Gruppe 2A: wahrscheinlich karzinogen

- Gruppe 2B: möglicherweise karzinogen

- Gruppe 3: nicht eingestuft

- Gruppe 4: wahrscheinlich nicht karzinogen

Wenn sich die Wissenschaftler also einig sind, dass ein Stoff krebserregend ist, dann wird die Substanz in die Gruppe 1 eingestuft. Aber Forschung ist meistens nicht so eindeutig, der Mensch ist einfach sehr komplex. Daher wurden Einstufungsgruppen geschaffen, die die Wahrscheinlichkeit einer Krebserzeugung noch mehr abstufen:

Gibt es gesicherte Forschungsergebnisse durch Beobachtungen der Bevölkerung oder durch Versuche an Menschen oder Tieren, dann erfolgt eine Einstufung in die Kategorie 1.

Besteht der begründete Verdacht, dass eine Substanz krebserregend ist, dann landet diese in der Einstufungsgruppe 2.

Und genau das ist bei rotem Fleisch und Wurstwaren passiert. Rotes Fleisch wurde in die Gruppe 2A („wahrscheinlich krebserregend") eingestuft und verarbeitetes Fleisch („processed meat") sogar in die Gruppe 1 („krebserregend").

Ich weiß nicht, wie es Ihnen geht, aber als ich die Einstufung der WHO zum ersten Mal gelesen habe, war ich schockiert, dass ein Lebensmittel unseres Alltags plötzlich als krebserregend eingestuft wird. Das muss man erst einmal – im wahrsten Sinne des Wortes – verdauen!

Und die Forschungsergebnisse sind in der Tat beunruhigend. Die Experten gehen davon aus, dass jede 50-Gramm-Portion von verarbeitetem Fleisch, die man am Tag isst, das Risiko, an Darmkrebs zu erkranken, um erschreckende 18 Prozent steigert.[26] Die Menge entspricht gerade einmal zwei Scheiben Salami oder einer Scheibe Schinken.

Auch der Verzehr von rotem Fleisch, das nicht verarbeitet wurde, scheint das Darmkrebsrisiko zu erhöhen – nämlich um 17 Prozent für jede 100-Gramm-Portion.[27]

Man kann annehmen, dass Aussagen wie „Wurst macht Krebs" nicht leichtfertig von den Wissenschaftlern getroffen werden. Immerhin steckt eine mächtige Industrie hinter der Fleischverarbeitung, und ich möchte mir nicht ausmalen, welche Schadensersatzsummen auf die Wissenschaftler zukommen würden, wenn die Aussage nicht durch Fakten untermauert wäre.

Zahlreiche Studien

In der Tat hat die WHO mehr als 800 Studien zu diesem Thema ausgewertet, bevor sie die Aussage getroffen hat. Sie beobachtete Zusammenhänge zwischen Fleischverzehr und Dickdarmkrebs, Bauchspeicheldrüsenkrebs und Prostatakrebs. Ungefähr 34.000 Krebstodesfälle sollen weltweit jedes Jahr auf den Verzehr von verarbeitetem Fleisch zurückzuführen sein und wahrscheinlich weitere 50.000 Krebstodesfälle durch rotes Fleisch.[27]

Man muss allerdings bei diesen Zahlen berücksichtigen, dass Rauchen jährlich zu ungefähr 1.000.000 und Alkoholkonsum zu 600.000 Krebstoten führt. Dennoch sind die Zahlen über das Risiko durch Fleisch erschreckend.

Aber was fangen wir mit dieser Aussage an? Sollen wir jetzt für immer auf Wurst und verarbeitetes Fleisch verzichten?

Zunächst einmal sollten wir einen Blick darauf werfen, was eigentlich rotes Fleisch und was verarbeitetes Fleisch ist.

Was versteht man unter ...?

Rotem Fleisch:

Muskelfleisch von Säugetieren
zum Beispiel:

- Rindfleisch,
- Schweinefleisch,
- Lammfleisch,
- Wildfleisch,
- Ziegenfleisch.

Verarbeitetem Fleisch:

Fleisch, das

- gesalzen,
- gepökelt,
- fermentiert oder
- geräuchert wurde.

Alle Verarbeitungsmethoden, die das Fleisch haltbarer machen oder den Geschmack intensivieren, gehören dazu.

Geflügel und Fisch gehören also nicht zu rotem Fleisch, da es nicht von Säugetieren stammt.

Putensalami scheint aber nach den Daten der WHO krebserregend zu sein, da sie verarbeitet wurde – da nützt es auch nichts, dass die Pute ihre Kinder in Eiern zur Welt bringt.

Ratlosigkeit bei den Experten

Fragt man die Experten der Weltgesundheitsorganisation, ob man nun komplett auf rotes Fleisch und Wurst verzichten soll, erntet man etwas Ratlosigkeit:

„Fleisch zu essen hat auch gesundheitliche Vorteile", sagen die Wissenschaftler der WHO. „Viele nationale Gesundheits-empfehlungen geben den Ratschlag, die Menge von verarbei-tetem und rotem Fleisch zu begrenzen (…)." [27]

Aber auf welche Menge soll man die Zufuhr nun begrenzen?

„Das Risiko steigt mit der Menge an verzehrtem Fleisch, aber die vorliegenden Daten erlauben keine Aussage darüber, ob es eine sichere Maximalmenge gibt." [27]

Und auf Nachfrage, was wir jetzt tun sollen, antwortet die Internationale Agentur für Krebsforschung (IARC, Internatio-nal Agency for Research on Cancer) der WHO:

„Das IARC ist eine Forschungseinrichtung, die die Evidenzen für die Entstehung von Krebs bewertet, aber keine Gesund-heitsempfehlungen ausspricht. (…) Personen, die sich über Krebs Sorgen machen, sollten darüber nachdenken, den Ver-zehr an rotem Fleisch oder verarbeitetem Fleisch einzuschrän-ken, bis neue Leitlinien, die sich spezifisch auf Krebs bezie-hen, veröffentlicht werden." [27]

Na toll! Aber da wir nun über die Ursachen für Krebs nach-denken, ist der Keks dieser Woche der Wurstvermeidungs-keks.

DURCHFÜHRUNG:

- Verzichten Sie in dieser Keks-Woche an mindestens vier Tagen auf Wurst.
- Essen Sie in dieser Keks-Woche nur maximal eine Portion rotes Fleisch. Greifen Sie lieber zu Fisch, Geflügel oder vegetarischen Alternativen.
- Verzichten Sie in dieser Keks-Woche auf Hotdogs und Hamburger.

KÜCHENTIPP

Dr. Lekutats Wurstersatz

Zutaten:

- 100 g rote Linsen
- 2 EL Pinienkerne
- 125 g grüne Oliven
- 2 EL Olivenöl
- 1 EL Tomatenmark
- 2 EL Wasser
- 1 TL abgeriebene Zitronenschale
- etwas Zitronensaft

So geht's:

1 Die Linsen nach Packungsanleitung weich kochen und das Wasser abgießen.

2 Die Pinienkerne in der Pfanne rösten und die Linsen hinzugeben.

3 Nun die restlichen Zutaten hinzufügen und in einem hohen Gefäß mit einem Pürierstab pürieren.

4 Im Kühlschrank lagern und gekühlt genießen.

ERNÄHRUNGSKEKS 5

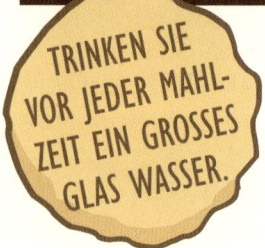

TRINKEN SIE VOR JEDER MAHL-ZEIT EIN GROSSES GLAS WASSER.

AUFGABE DER WOCHE:

Trinken Sie eine halbe Stunde vor jeder Hauptmahlzeit einen halben Liter Wasser.

GRUND: Übergewicht ist ungesund. Mit diesem einfachen Trick können Sie ohne großen Aufwand einige Kilo an Gewicht verlieren.

FÜR WEN IST DIESER KEKS BESONDERS GESUND?

* Für Menschen mit Übergewicht.

WER SOLLTE DIESEN KEKS NICHT DURCHFÜHREN?

Vorher Ihren Arzt befragen sollten:

* Menschen mit einer Herzschwäche.
* Menschen mit einer Nierenerkrankung.
* Menschen mit einer Lebererkrankung.

SCHWIERIGKEIT: ★ ☆ ☆ LEICHT

HINTERGRUND:

Dass Wasser das ideale Getränk zum Durstlöschen ist, ist allseits bekannt. Es hat keine Kalorien und ist in Deutschland ein sicheres Lebensmittel, da es regelmäßig kontrolliert wird. Man muss gar nicht zum teuren Mineralwasser in Flaschen greifen, es reicht der Dreh am Wasserhahn. Die Stiftung Warentest kam 2012 zu dem Schluss, dass Leitungswasser in vielen Fällen sogar besser ist als abgefülltes Mineralwasser.[28] Und auch das Bundesumweltamt bestätigte 2012 die Sicherheit des Leitungswassers. 99 Prozent der Proben aus den Wasserhähnen dieser Republik waren nicht zu beanstanden.[29] Zumindest wenn man moderne Wasserleitungen hat, ist Wasser aus dem Hahn gesund. Wichtig ist allerdings, dass das Wasser fließt und nicht lange in den Leitungen steht, da es sonst zu einer Keimbelastung kommen kann.

Wasser hat aber nicht nur erfrischende und durstlöschende Wirkung, es scheint auch bei der Regulation unseres Appetits eine wichtige Rolle zu spielen.

Im Sommer 2015 wurde eine Studie von britischen Wissenschaftlern veröffentlicht, die genau diese Theorie unterstützt.[30] Die Forscher hatten herausgefunden, dass Menschen, die vor den Mahlzeiten Wasser trinken, an Gewicht verlieren. Die Studie war nicht nur eine einfache Beobachtung, sie erfüllte höchste wissenschaftliche Ansprüche.

Das Interessante an der Studie ist, dass es auch beim Wassertrick eine Dosis-Wirkung-Beziehung gibt.

Die Studienteilnehmer, die das Wassertrinken drei Monate lang passioniert dreimal täglich durchgeführt hatten, verloren im Schnitt 4,3 Kilogramm an Gewicht. Wer allerdings nur vor einer Mahlzeit Wasser trank, nahm lediglich 0,8 Kilogramm ab. Auch andere Wissenschaftler haben sich bereits mit der Wassersättigung beschäftigt und herausgefunden, dass nach dem Konsum von einem halben Liter Wasser vor der Mahlzeit die aufgenommenen Kalorien reduziert sind,[31] oder anders gesagt: Die Menschen essen weniger, nachdem sie Wasser getrunken haben. Dieser Effekt trat besonders stark bei älte-

Studie über die Wirkung von Wasser auf die Appetitregulation

Wissenschaftler aus Birmingham schlossen 84 übergewichtige Menschen in eine Studie ein.

Zunächst erhielten alle Teilnehmer eine persönliche halbstündige Beratung mit allgemeinen Ratschlägen zur Kontrolle des Körpergewichts. Zwei Wochen nach Studienbeginn wurde diese Beratung am Telefon wiederholt.

Die Teilnehmer wurden zu Beginn der Studie in zwei Gruppen eingeteilt.

Die Teilnehmer der einen Gruppe sollten sich eine halbe Stunde vor den Hauptmahlzeiten vorstellen, dass sie einen gefüllten Magen hätten.

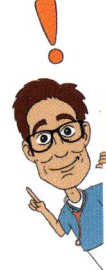

Die andere Gruppe hatte die Aufgabe, 30 Minuten vor dem Essen einen halben Liter Wasser zu trinken.

Die Studie wurde drei Monate lang durchgeführt und das Körpergewicht der Teilnehmer zu Beginn und am Ende gemessen.

Das überraschende Ergebnis: Die Gruppe der Wassertrinker verlor im Durchschnitt 1,2 Kilogramm mehr an Körpergewicht, als die Teilnehmer, die keine Wasserkur durchführten.[30]

ren Menschen auf.[32] Über den Tag verteilt stellten Wissenschaftler eine Kalorienersparnis von fast 200 Kalorien fest.[33] Es ist also zu erwarten, dass man durch diese einfache Maßnahme ungefähr ein Kilogramm Körpergewicht im Monat verlieren kann.

Gewichtskontrolle mithilfe von Wasser

Aber warum hilft Wasser bei der Gewichtskontrolle? Und warum trifft das vor allem auf ältere Menschen zu?

Eine einfache Rechnung

Tägliche Ersparnis durch Wasser-Sättigung: 200 kcal

Monatlich eingesparte Kalorien:
  30 x 200 kcal = 6.000 kcal

Verlust an Fettgewebe pro Monat:
  6.000/7.000 kcal* = 0,86 kg

(*1 Kilogramm Fett entspricht 7.000 kcal)

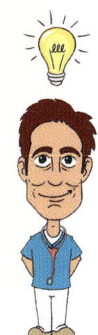

Bei älteren Menschen ist die Magenentleerung im Vergleich zu jüngeren um ungefähr ein Drittel verlangsamt.[34] Das trifft sowohl auf feste als auch auf flüssige Nahrung zu. Ein durch Wasser gefüllter Magen könnte daher gerade bei Älteren für ein stärkeres Sättigungsgefühl sorgen.[35, 36, 37] Und wer satt ist, der hört schneller mit dem Essen auf – und spart Kalorien.

Doch wie die Forscher aus Birmingham zeigen konnten, nehmen auch jüngere Menschen leichter ab, wenn sie vor dem Essen Wasser trinken.

Achtung: Es muss natürlich kalorienfreies Wasser sein. Trinken Sie keine gesüßten Getränke, Limonaden oder Fruchtsäfte. Auch wenn die Magenfüllung durch das Getränk den Appetit auf die darauffolgende Mahlzeit bremst, die Kalorien durch das Getränk würden den Effekt zunichtemachen.

DURCHFÜHRUNG:

- Trinken Sie in dieser Keks-Woche 30 Minuten vor jeder Hauptmahlzeit einen halben Liter Wasser.
- Nehmen Sie während der Mahlzeiten keine süßen Getränke zu sich.

Wie viele Kalorien stecken in Getränken?

Viele Kalorien stecken in den Getränken, die wir im Laufe eines Tages trinken. Man nennt sie auch „versteckte Kalorien", weil uns häufig nicht bewusst ist, dass auch Getränke dick machen können. Denn eins ist klar: Satt machen sie uns nicht.

Kaffee, Tee & Milch	300 ml	Softdrinks	250 ml
Cappuccino mit Vollmilch	65 kcal	7up	273 kcal
Caramel Macchiato	169 kcal	Almdudler	88 kcal
Chai Tea Latte	152 kcal	Apfelschorle	58 kcal
Eiskaffee	130 kcal	Bionade	53 kcal
Filterkaffee	6 kcal	Bitter Lemon	125 kcal
Früchtetee	3 kcal	Coca Cola	105 kcal
Grüner Tee	3 kcal	Coca Cola Zero	0 kcal
Kakao	195 kcal	Dr. Pepper	104 kcal
Kokosmilch	75 kcal	Eistee	73 kcal
Kombucha Classic	87 kcal	Fanta	98 kcal
Kombucha Quitte	87 kcal	Ginger Ale	93 kcal
Kräutertee	3 kcal	Mezzo Mix	107 kcal
Latte macchiato mit Vollmilch	80 kcal	Monster	120 kcal
Malzkaffee	16 kcal	Pepsi Cola	110 kcal
Milchkaffee mit Vollmilch	70 kcal	Red Bull	113 kcal
Schwarzer Tee	3 kcal	Rhabarber-Schorle	80 kcal
Sojamilch	108 kcal	Sprite	8 kcal
Sparkling Ice Tea	105 kcal	Vitamalz	108 kcal

Wie viele Kalorien stecken in Getränken?

Alkoholisches	100 ml	Säfte & Smoothies	250 ml
Alster, Radler (2,5 Vol.-%)	45 kcal	Ananas	125 kcal
Aperol Spritz (15 Vol.-%)	140 kcal	Apfel, klar	113 kcal
Apfelwein (6 Vol.-%)	45 kcal	Apfel, trüb	115 kcal
Barcadi Superior (37,5 Vol.-%)	207 kcal	Banane	150 kcal
Baileys Original (17 Vol.-%)	327 kcal	Birne	118 kcal
Champagner (12,5 Vol.-%)	80 kcal	Frühstückssaft	105 kcal
Cola-Bier-Mix (2,5 Vol.-%)	45 kcal	Gemüsesaft	43 kcal
Eierlikör	284 kcal	Grapefruit	100 kcal
Glühwein	87 kcal	Karotte	85 kcal
Hugo (11 Vol.-%)	112 kcal	Kirsche	138 kcal
Kölsch (5 Vol.-%)	42 kcal	Maracuja	145 kcal
Pflaumenwein	120 kcal	Multivitamin	110 kcal
Pils (5 Vol.-%)	42 kcal	Orange	108 kcal
Prosecco (11 Vol.-%)	75 kcal	Pfirsich	135 kcal
Rotwein (12,5 Vol.-%)	85 kcal	Sanddorn	65 kcal
Sekt (12,5 Vol.-%)	80 kcal	Smoothie Ananas-Banane	160 kcal
Sherry	118 kcal	Smoothie Himbeer-Granatapfel	165 kcal
Weißwein (11,5 Vol.-%)	75 kcal	Smoothie Kiwi, Apfel & Limette	125 kcal
Weißweinschorle (6 Vol.-%)	38 kcal	Tomate	40 kcal
Weizenbier (5 Vol.-%)	40 kcal	Trauben	150 kcal

ERNÄHRUNGSKEKS 6

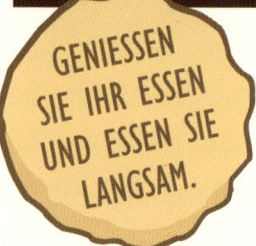

GENIESSEN SIE IHR ESSEN UND ESSEN SIE LANGSAM.

AUFGABE DER WOCHE:

Genießen Sie das Essen. Kochen Sie selbst und feiern Sie die Mahlzeit. Kauen Sie langsam.

GRUND: Hektisches Essen und Zwischenmahlzeiten ohne viel Zeit können uns krank machen.

FÜR WEN IST DIESER KEKS BESONDERS GESUND?

- Für alle Menschen.

WER SOLLTE DIESEN KEKS NICHT DURCHFÜHREN?

- Jeder sollte diesen Keks durchführen.

SCHWIERIGKEIT: ★★☆ MITTEL

HINTERGRUND:

Ja, wir wissen es, Chips und Knabbereien sind nicht gut für unseren Körper. Und sie sind nicht einmal besonders gut für unsere Seele. Denn obwohl sie gut schmecken, essen wir sie meistens nur zwischendurch, ohne uns auf das Geschmackserlebnis zu konzentrieren. Die Tüte Chips leeren wir beim Fernsehen, den Schokoriegel essen wir im Auto. Und übrig bleiben Krümel auf dem Sitz und das schlechte Gewissen.
Schade eigentlich, denn wenn wir unseren Körper schon durch das viele Salz, den Zucker und die reichlichen Kalorien schädigen, dann sollten wir das Naschen doch wenigstens genießen.

Langsam und bewusst essen

Der Genuss kommt beim Essen im Alltag meistens zu kurz. Dabei ist Ernährung mehr als nur Nährstoffzufuhr. Die gemeinsame Mahlzeit mit Freunden und der Familie erfüllt auch soziale Funktionen. Der Esstisch ist Treffpunkt der Generationen. Beim gemeinsamen Essen hat man Zeit für Gespräche und Gedankenaustausch, und die Mahlzeit verschafft uns Zeit, vom Alltag innezuhalten. Durch langsames und bewusstes Essen lassen sich sogar Kalorien einsparen, das haben amerikanische Forscher vor Kurzem bestätigt.[38, 39] Menschen, die langsamer essen, haben weniger starken Hunger und sind schneller satt.[40, 41]
Allerdings ist der Effekt der Kalorienersparnis bei Normalgewichtigen besonders deutlich. Menschen mit Übergewicht sparen zwar auch Kalorien ein, aber längst nicht so viele. Die normalgewichtigen Teilnehmer einer texanischen Studie aßen in Schnitt 88 Kilokalorien weniger, wenn sie die Essgeschwindigkeit bremsten – verglichen mit 58 gesparten Kalorien bei den übergewichtigen Teilnehmern.[38] Aber auch 58 eingesparte Kalorien wären bei nur einer langsamen Mahlzeit pro Tag gut 21.000 Kalorien im Jahr – also drei Kilogramm Fett, was man so eben mal nebenbei abnimmt.

ACHTUNG

Warum Wissenschaftler lange kauen

Ich finde es immer wieder bewundernswert, mit welchen Themen sich Wissenschaftler beschäftigen. Aber schauen Sie selbst, wie spannend so etwas Banales wie das Kauen sein kann:

- **Langes Kauen beim Mittagessen vermindert die Größe des Nachmittags-Snacks.**

  Prolonged chewing at lunch decreases later snack intake. Appetite. 2013 Mar; 62:91–5. doi: 10.1016/j.appet.2012.11.019. Epub 2012 Nov 30.

- **Langes Kauen beugt Diabetes vor.**

  Yamazaki T, Yamori M, Asai K, Nakano-Araki I, Yamaguchi A et al. (2013) Mastication and Risk for Diabetes in a Japanese Population: A Cross-Sectional Study. PLoS ONE 8(6): e64113. doi:10.1371/journal.pone.0064113

- **Langes Kauen verbessert die Nährstoffaufnahme.**

  Effect of mastication on lipid bioaccessibility of almonds in a randomized human study and its implications for digestion kinetics, metabolizable energy, and postprandial lipemia. Grundy et al. Am J Clin Nutr. 2015 Jan;101(1): 25–33. doi: 10.3945/ajcn.114.088328. Epub 2014 Nov 12.

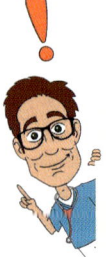

- **Längeres Kauen führt zu einer geringeren Kalorienaufnahme und zu einer günstigen Ausschüttung von appetitregulierenden Hormonen.**

  Improvement in chewing activity reduces energy intake in one meal and modulates plasma gut hormone concentrations in obese and lean young Chinese men. Jie Li et al. Am J Clin Nutr doi: 10.3945/ajcn.111.015164.

- **Langsames Essen macht schneller satt.**

  Eating Slowly Increases the Postprandial Response of the Anorexigenic Gut Hormones, Peptide YY and Glucagon-Like Peptide-1, Alexander Kokkinos et al., J Clin Endocrinol Metab, January 2010, 95(1): 333–337

- **Essen, bis man satt ist, sowie schnelles Essen verdreifachen das Risiko für Übergewicht.**

  The joint impact on being overweight of self reported behaviours of eating quickly and eating until full: cross sectional survey. Koutatsu Maruyama et al., BMJ 2008;337:a2002 doi: 10.1136/bmj.a2002

DURCHFÜHRUNG:

- Nehmen Sie in dieser Keks-Woche jede Mahlzeit im Sitzen am Tisch ein.
- Schalten Sie beim Essen den Fernseher aus (es sei denn, es läuft „Hauptsache Gesund" im MDR).
- Auch wenn Sie naschen: Setzen Sie sich hin, und lenken Sie Ihre gesamte Aufmerksamkeit auf den Snack.
- Versuchen Sie, sooft es geht selber zu kochen.
- Lassen Sie sich beim Kauen Zeit: mindestens 30 Sekunden für jeden Bissen.
- Feiern Sie mindestens eine Mahlzeit in dieser Woche in Form eines kleinen Fests mit Freunden oder mit der Familie. Lassen Sie sich dabei Zeit und freuen Sie sich gemeinsam mit Ihren Gästen über das gute Essen.

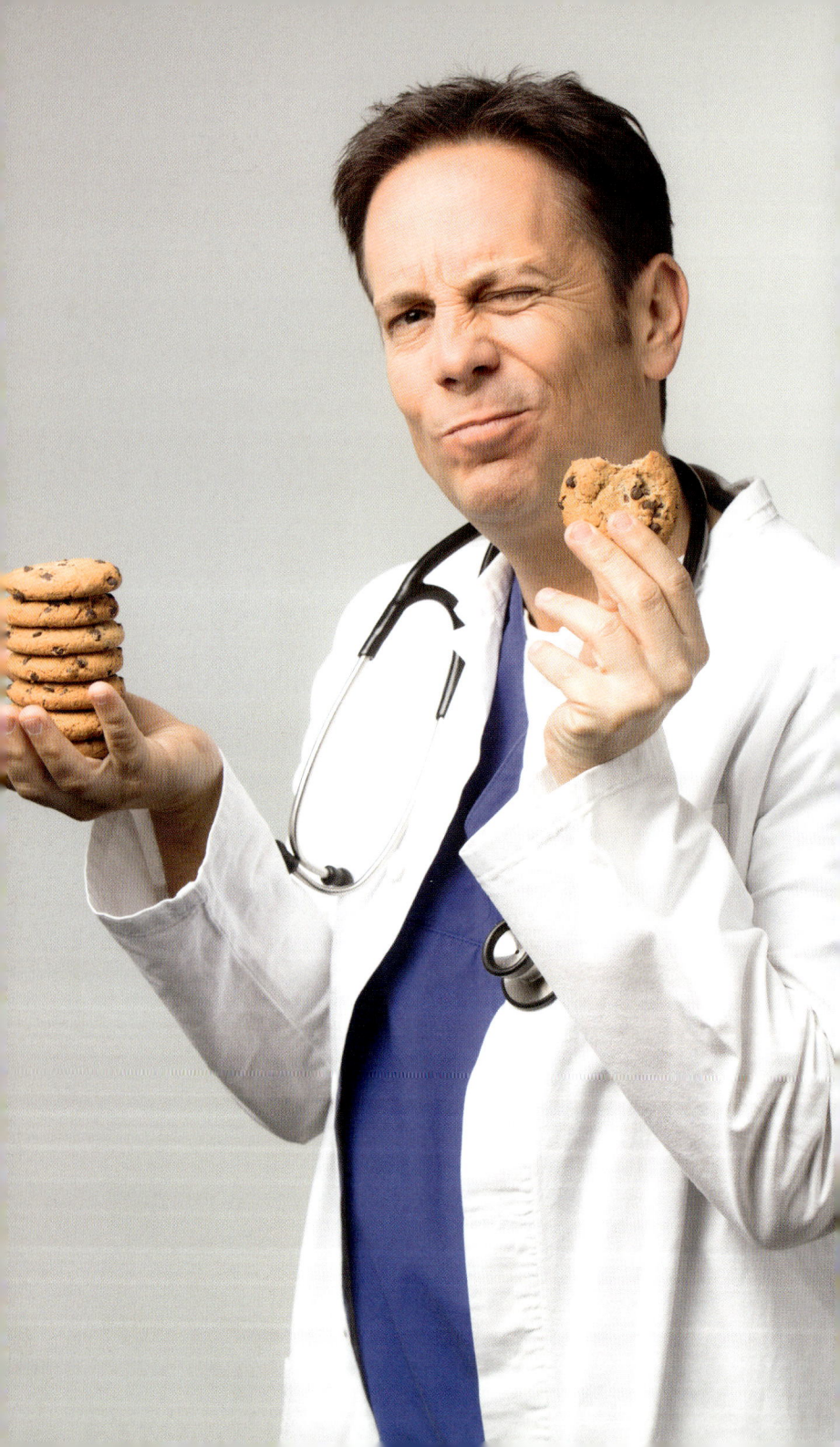

BEWEGUNGSKEKSE

Bewegung ist anstrengend, aber sie scheint ein **wichtiger Schlüssel** zu mehr Gesundheit zu sein. Wie **motivieren** wir uns bloß im Alltag zu **Sport und Bewegung?** Na klar: mit Bewegungskeksen!

EINE UNGELIEBTE WAHRHEIT: BEWEGUNG IST GESUND!

Als ich anfing, neben meiner Tätigkeit in der Praxis auch im Fernsehen aufzutreten, fragten mich viele Sender, was man noch so für medizinische Themen zeigen könnte. Immer wenn ich vorschlug, etwas mit Sport und Bewegung zu machen, gab es die gleiche Antwort: „Nein, das machen wir nicht! Das ist ein Abschalter!"

Ein *Abschalter* bezeichnet im Fernsehen eine Sendung oder ein Thema, bei dem die Zuschauer vermehrt abschalten, also den Fernseher ausschalten oder – was noch wahrscheinlicher ist – zu einem anderen Sender umschalten. Und in Zeiten der Einschaltquoten ist das so ziemlich das Schlimmste, was einem Sender passieren kann.

Aber warum sind Sport und Bewegung ein Abschalter? Vor allem, warum wollen Fernsehsender keine Beiträge über Sport und Bewegung zeigen, obwohl die Übertragung der Fußballbundesliga regelmäßig Bestquoten einfährt?

Zunächst einmal müssen wir uns klarmachen: Es gibt einen Unterschied zwischen *Sport machen* und *Sport schauen*. Das eine ist anstrengend, das andere nicht.

Es liegt in der Natur des Menschen, möglichst sparsam mit der ihm verfügbaren Energie umzugehen. Sich freiwillig ohne Not die Turnschuhe anzuziehen, um den Stadtpark zu umrunden, erscheint erst einmal wie eine völlig unsinnige Energieverschwendung. Wir könnten die Zeit doch viel sinnvoller nutzen. Zum Beispiel, indem wir langsam zum Kühlschrank schlendern und den leckeren Streuselkuchen vom Vortag herausholen und diesen genüsslich vor dem Fernseher verzehren. Daher ist die Entscheidung gegen Sport sehr rational und

Herzinfarkt — nein danke

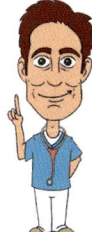

Wenn Sie in der nächsten Stunde keinen Herzinfarkt bekommen möchten, dann gehen Sie ins
Bett – und zwar alleine. Wenn Sie aber in den
nächsten zehn Jahren keinen Herzinfarkt bekommen möchten, dann fangen Sie besser heute
noch mit Sport an.

sinnvoll, zumindest auf kurze Sicht. Sport ist schließlich an-
strengend – und Sport ist Mord.
Diese Aussage wird übrigens durch medizinische Studien un-
terstützt. Sport kann nämlich in der Tat den Körper schädigen.
Zum Beispiel steigt während der sportlichen Belastung das
Risiko, einen Herzinfarkt zu erleiden.[1] Sollen wir deshalb aus
Sorge vor einer Herzerkrankung lieber keinen Sport machen?
Sicher nicht! Denn obwohl die körperliche Belastung das Herz-
infarktrisiko während der Aktivität in die Höhe schnellen lässt,
senkt Sport auf lange Zeit gesehen genau dieses Risiko.[2]
Interessanterweise scheint es bei der Bewegung auf die
Menge anzukommen. Bei Pillen ist uns klar: Ich brauche eine
gewisse Dosis, damit das Medikament wirken kann. Wenn
ich dann mehr nehme, wirkt es zunächst besser. Aber irgendwann ist Schluss damit. Dann treten Vergiftungserscheinun-
gen auf. Wir Ärzte nennen dieses Wirkungsfenster die *therapeutische Breite* eines Medikaments. Auch Sport und Bewegung scheinen eine solche therapeutische Breite zu haben.

Die Suche nach der optimalen Dosis

Fangen wir einmal mit der höchsten Dosis an, in der Sport
noch gesund ist. Über welche Grenze hinaus wirken Sport
und Bewegung eigentlich giftig?

Eine Möglichkeit, die Stärke der sportlichen Aktivität zu messen, ist die Angabe der verbrauchten Kalorien. Eine Stunde mäßiges Jogging verbraucht zum Beispiel ungefähr 700 Kilokalorien (kcal), Spazierengehen lediglich 200 kcal. Die Zahlen verdeutlichen, was wir alle schon wussten: Rennen ist anstrengender als Gehen.

Bereits in den 1980er-Jahren wurde klar, dass sportliche Aktivität die Sterblichkeit senkt, und zwar unabhängig von anderen Risikofaktoren wie Übergewicht, Bluthochdruck oder Rauchen. Aber es gibt in der Tat die Möglichkeit der Überdosierung von Sport. Wenn man mehr als 3.500 kcal pro Woche durch Sport verbrennt, steigt das Risiko zu sterben wieder an. Diese Erkenntnis sollte uns allerdings nicht verunsichern. Um 3.500 kcal zu verbrennen, müsste man immerhin fünf Stunden pro Woche Joggen – und das machen die wenigsten von uns. Und selbst wenn doch: Die Wahrscheinlichkeit, daran zu

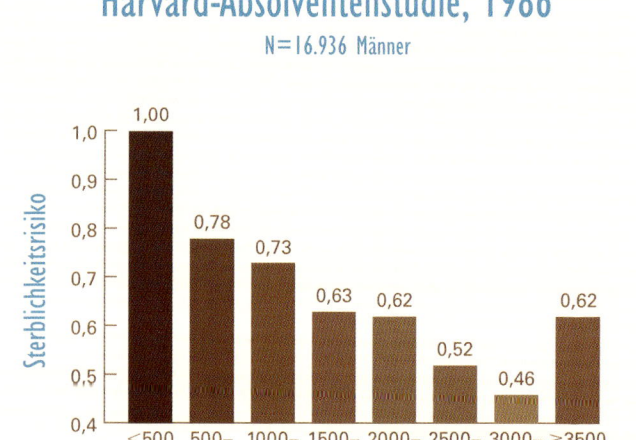

Harvard-Absolventenstudie, 1986
N=16.936 Männer

Sport als Medizin

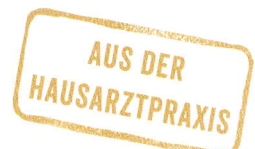

Damit man die Wirkung von Sport auf unsere Gesundheit besser versteht, hier ein Beispiel aus der Praxis: Cholesterinsenkende Medikamente gehören seit langer Zeit zum guten Ton der Medizin. Und das aus gutem Grund: Eine Fettstoffwechselstörung erhöht das Risiko, Herz-Kreislauf-Erkrankungen zu bekommen. Studien haben ergeben, dass sich das Risiko, einen Herzinfarkt zu erleiden, durch die Einnahme cholesterinsenkender Medikamente um 25 Prozent verringern lässt.

Aber vergleichen Sie mal: Das ist genau die Verringerung des Risikos, die Sie auch mit sportlicher Aktivität erreichen könnten!

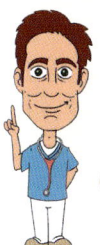

Ich möchte damit nicht behaupten, dass Sie nun Ihre cholesterinsenkenden Medikamente absetzen sollen. Es ist aber eine interessante Tatsache, dass sportliche Aktivität genauso stark wie ein Medikament wirken kann.[3]

sterben, ist immer noch geringer, als das Todesrisiko, wenn man keinen Sport macht.

Das bringt uns zu der Frage: „Wie viel Sport sollte ich denn mindestens machen?", also zur Frage der minimalen Dosis, bis ein Effekt einsetzt.

Die gute Nachricht: Auch wenn ich nur wenig Sport treibe, hat dies einen positiven Effekt auf meine Gesundheit. Aktuelle Studien haben gezeigt, dass sich beispielsweise bereits durch leichten Sport das Risiko für Herz-Kreislauf-Erkrankungen um 14 Prozent verringern lässt.[4]

Durch stärkere Aktivitäten kann das Risiko allerdings noch weiter gesenkt werden – um bis zu 25 Prozent!

Wie viel Sport ist gut?

Auch auf die Frage: „Wie viel Sport ist wenig und wie viel Sport ist viel?" hat die Wissenschaft eine Antwort.

Um die 14-prozentige Verminderung des Herzinfarktrisikos zu erreichen, sollten 150 Minuten in der Woche geschwitzt werden. Täglich ungefähr eine halbe Stunde schnelles Laufen reicht also aus, um sein persönliches Risiko deutlich zu senken.[4, 5]

Um die Wahrscheinlichkeit einer Erkrankung der Herzkranzgefäße um 20 Prozent zu verringern, benötigt man aber schon 300 Minuten leichte sportliche Aktivität pro Woche, und für

WISSEN

Umfang der einzelnen Bewegungsformen

Die Amerikanische Gesellschaft für Sportmedizin empfiehlt in ihren Leitlinien Folgendes:

Ausdauersport (Herz-Kreislauf-Übungen):

- Mindestens 150 Minuten pro Woche moderate Belastung.
  Davon:
  - Fünf Tage in der Woche 30 bis 60 Minuten moderate Belastung
  - Drei Tage in der Woche 20 bis 60 Minuten stärkere Belastung
    Jede Aktivität sollte mindestens zehn Minuten andauern und kann mit anderen Einheiten zusammengerechnet werden, bis die Gesamtdauer erreicht ist.
    Die Stärke der Belastungen sollte im Laufe der Zeit gesteigert werden. Wenn man dazu nicht in der Lage ist, können auch geringere Intensitäten oder eine geringere Dauer von Nutzen sein.

Kraftsport:

- Zwei bis drei Tage pro Woche Krafttraining der großen Muskelgruppen

- Zwischen den Trainingstagen sollten eine Pause von mindestens 48 Stunden eingehalten werden.

Dehnungsübungen:

- An zwei bis drei Tagen in der Woche sollten Dehnungsübungen durchgeführt werden.
- Jede Dehnung sollte 10 bis 30 Sekunden gehalten werden und zwei- bis viermal wiederholt werden.

Funktionelle Übungen:

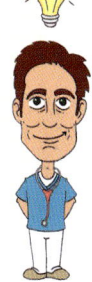

- Funktionelle Fitness-Übungen (zum Beispiel Balance-, Schnelligkeits- und Koordinationsübungen) sollten an zwei bis drei Tagen in der Woche durchgeführt werden.
- Die Dauer hierfür sollte bei 20 bis 30 Minuten pro Übungstag liegen.[6]

die vollen 25 Prozent muss die Stärke der Belastung dann doch etwas höher gewählt werden – schnelles Spazierengehen reicht dann nicht mehr aus. Eine Stunde Sport pro Tag mit zwei Ruhetagen in der Woche ist nach heutiger Erkenntnis das Optimum.

Aber keine Panik! Schaut man sich die Zahlen der Risikoverminderung genauer an, wird einem schnell klar: Der Unterschied zwischen „Gar-kein-Sport" und „Etwas-Sport" ist bereits enorm – nämlich fast 15 Prozent weniger Risiko, eine koronare Herzerkrankung zu bekommen. Auch hier finden wir wieder das Gesetz des Kekses: Kleine Entscheidungen können viel bewirken!

Sport wirkt!

Sie sind noch nicht überzeugt? Dann schauen Sie mal auf die Effekte, die Sport und Bewegung auf Ihre Gesundheit sonst noch so haben können[7]:

Sport verringert die Wahrscheinlichkeit für ...

- einen frühzeitigen Tod
- eine Erkrankung der Herzkranzgefäße
- einen Schlaganfall, Bluthochdruck
- erhöhte Cholesterinwerte
- Diabetes mellitus
- Brustkrebs, Dickdarmkrebs
- Lungenkrebs
- Übergewicht
- Demenz
- Depression
- Stürze im Alter
- Oberschenkelhalsfrakturen
- Osteoporose
- Schlafstörungen

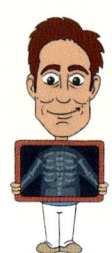

Ich weiß, die Aufzählung liest sich wie ein Werbeversprechen der Pharmaindustrie. Aber wissenschaftliche Daten untermauern diese Aussagen tatsächlich.

Nehmen wir mal an, es gäbe eine Pille, die genau diese Wirkungen hätte? Wie viel wären Sie bereit, dafür zu zahlen? Ich nehme an, Sie würden freiwillig mehrere Stunden bei Ihrem Hausarzt im Wartezimmer sitzen, nur um dieses Medikament verschrieben zu bekommen. Sparen Sie sich die Zeit im Wartezimmer! Ziehen Sie sich lieber Ihre Sportschuhe an und laufen Sie durch den Wald!

Länger leben durch Aktivität

Was besonders ins Auge fällt, ist die Chance, durch Sport länger zu leben. Und es ist wahr: *Das Sterberisiko sinkt durch körperliche Aktivität.* Und zwar genauso dosisabhängig wie schon das Risiko für Herzerkrankungen.

Wissenschaftler gehen davon aus, dass weltweit jährlich fünf Millionen Menschen an den Folgen körperlicher Inaktivität versterben.[8] Wenn man sich die Grafik des Sterberisikos anschaut, bemerkt man aber sofort: Bereits ein wenig Sport führt zu ganz bedeutsamen Erfolgen. Und das ist genau die Devise der Keks-Strategie: Schon mit kleinen Schritten – in diesem Fall etwas Bewegung – lässt sich viel erreichen.

Die schlechte Nachricht: Sport ist nicht alles!

Allerdings ist Sport nur ein Teil der Lösung. In den letzten Jahren hat sich nämlich gezeigt, dass man sich, auch wenn man die empfohlene Menge von 150 Minuten Sport pro Woche einhält, nicht sicher vor Krankheiten fühlen darf.

Ein weiteres Problem ist nämlich unsere inaktive Lebensweise. Wenn ich den ganzen Tag im Büro sitze, schadet genau diese Inaktivität meinem Körper. Und diese Schäden können auch nicht durch die abendlichen Trainingseinheiten komplett wettgemacht werden.[9] Ärzte vergleichen heutzutage eine sitzende Lebensweise mit dem Rauchen: Auch eine einzige Zigarette schädigt mich und kann durch tiefes Atmen an der frischen Luft nicht rückgängig gemacht werden. Und genauso ist es auch mit dem Sitzen. Sitzen ist das neue Rauchen. Es schädigt mich und kann durch Sport allenfalls teilweise ausgeglichen werden.[10, 11]

Sport zu treiben bedeutet also nicht automatisch, ein aktives Leben zu führen. Man kann Sportler und trotzdem eine Couch-Kartoffel sein.

Mit unseren Bewegungskeksen sollten Sie deshalb zwei Ziele verfolgen: Zum einen sollten Sie mehr Aktivität in den Alltag bringen. Und zum anderen sollten Sie sich ein vielfältiges Sportprogramm aufbauen.

BEWEGUNGSKEKS I

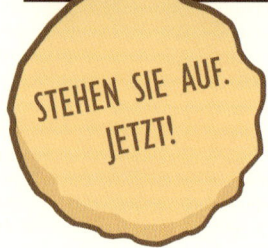

STEHEN SIE AUF. JETZT!

AUFGABE DER WOCHE:

Stehen Sie häufiger auf.

GRUND: Eine inaktive Lebensweise ist eine große Gefahr für unser Leben und fördert die Entstehung vieler Krankheiten.

FÜR WEN IST DIESER KEKS BESONDERS GESUND?

- Menschen, die im Büro arbeiten.
- Menschen, die viel sitzen.
- Menschen, die viel Auto fahren.

WER SOLLTE DIESEN KEKS NICHT DURCHFÜHREN?

- Jeder sollte diesen Keks durchführen.

SCHWIERIGKEIT: LEICHT

HINTERGRUND:

Sitzen ist das neue Rauchen! – Das klingt zwar plakativ, aber genau genommen ist es wahr. Denn schaut man sich die wissenschaftlichen Erkenntnisse der letzten Jahre an, kann einem angst und bange werden, sobald man sich hinsetzt.

In der Tat haben wir Ärzte lange das Risiko eines inaktiven Lebensstiles unterschätzt. Wir dachten, wenn man nur genügend Sport macht, dann reicht das an Bewegung aus. Also haben Generationen von Ärzten ihren Patienten geraten, in Sport- und Turnvereine zu gehen. Das ist sicherlich nicht falsch – Sport ist wichtig für unsere Gesundheit. Aber Sport erfüllt einen anderen Zweck als ein aktiver Lebensstil. Sport trainiert unseren Körper. Er kräftigt die Muskulatur, stärkt die Knochen und verbessert außerdem die Herz-Kreislauf-Leistung. Sport macht uns beweglicher und fitter. Aber Sport verhindert nicht die Schäden, die ein inaktiver Lebensstil auf Dauer in uns hinterlässt.

Ärzte haben für Menschen, die zwar Sport machen, aber dennoch die meiste Zeit des Tages inaktiv sind, den Begriff der *Active Couch Potato* geprägt, also des *Aktiven Faulenzers*.[12] Hier geht es nicht um eine verminderte Dehnbarkeit oder darum, vielleicht etwas schneller außer Atem zu sein. Es geht darum, dass inaktive Menschen früher sterben!

Eine Analyse von Wissenschaftlern aus Regensburg im Jahr 2014 zeigte eine erhöhte Krebswahrscheinlichkeit für Dickdarm- und Gebärmutterhalskrebs bei Menschen, die lange Zeit vor dem Fernseher verbringen.[13, 14] Zwei Stunden vor der Flimmerkiste erhöhen die Wahrscheinlichkeit für Dickdarmkrebs um acht Prozent, für Gebärmutterhalskrebs sogar um zehn Prozent.

Aber wir müssen gar nicht über so etwas Schreckliches wie Krebs nachdenken, um vor dem Sitzen Angst zu bekommen. Zwei Stunden täglich vor dem Fernseher erhöhen das Risiko für Übergewicht um 23 Prozent. Und da ist das Sitzen vor der Flimmerkiste führend – das Sitzen am Arbeitsplatz erhöht das Risiko „nur" um fünf Prozent.[14]

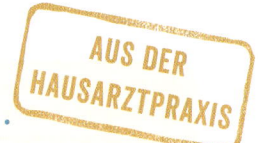
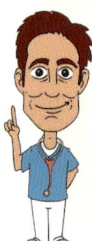

- Krebs
- Herz-Kreislauf-Erkrankungen
- Diabetes
- Depressionen
- Übergewicht.

Und generell: Sitzen erhöht das Risiko, früher zu sterben.[15, 16, 17, 18, 19]

Warum ist das Sitzen gefährlich?

Aber was an dem Sitzen ist denn nun so gefährlich? Sicherlich ist es nicht die Position, die wir dabei einnehmen. Nein, es ist die Inaktivität, die dem Körper Schaden zufügt.

Was die neuen wissenschaftlichen Erkenntnisse für mich so überraschend macht ist, dass Sport nicht als Gegengift für das Sitzen benutzt werden kann. Die landläufige Meinung, man müsse nur auf seine Ernährung achten und ein paarmal pro Woche Sport machen, um seinen ansonsten inaktiven Lebensstil auszugleichen, ist schlichtweg falsch. Man kann schließlich auch nicht durch eine Runde Jogging den negativen Effekt eines Päckchens Zigaretten aufheben.

Diabetesgefahr durch Inaktivität

Lassen Sie uns einen Blick darauf werfen, wie schnell Sitzen unsere Gesundheit gefährdet:

Bereits ein einziger Tag Inaktivität senkt die Wirkung des Anti-Zucker-Hormons Insulin in unserem Körper um fast 40 Prozent. Insulin ist unter anderem dafür verantwortlich, Zucker in die Körperzellen zu schleusen. Wenn die Aufnahme des Zuckers in die Zellen durch das Sitzen nun blockiert wird, steigt die Zuckermenge im Inneren unserer Blutgefäße an – der Blutzuckerspiegel steigt. Und das kann dramatische Folgen haben: Zuckermoleküle schädigen nämlich unter anderem die Innenwand der Blutgefäße und führen zu Ablagerungen und Verkalkungen. Vereinfacht gesagt: Sitzen macht uns zum Diabetiker! Diesen Effekt kann man zwar abschwächen, indem man weniger isst, während man inaktiv ist – aber leider nicht ganz. Schützen kann uns nur eines: mehr Aktivität.[20] Und damit meine ich vor allem Alltagsaktivität und nicht Sport.

DURCHFÜHRUNG:

- Stellen Sie sich in dieser Keks-Woche einen Wecker, der Sie einmal pro Stunde daran erinnert, aktiv zu werden. Wenn der Wecker klingelt, stehen Sie auf, laufen ein paar Schritte und gehen vielleicht ein paar Treppenstufen hoch und wieder runter.
- Nutzen Sie die Werbepausen beim Fernsehen für körperliche Aktivität. Stehen Sie auf, machen Sie Hampelmann-Bewegungen, springen Sie ein paarmal hoch, und atmen Sie tief ein und aus.
- Immer wenn Sie sich hinsetzen, stehen Sie gleich wieder auf und setzten sich dann erneut hin. Das soll Sie daran erinnern, dass Sitzen gefährlich ist und regelmäßig unterbrochen werden sollte.
- Kaufen Sie sich einen Sitzball, und sitzen Sie statt auf einem Stuhl auf dem Ball. Wackeln Sie immer wieder hin und her, vor und zurück, hüpfen Sie auf dem Ball. Die kleinen Ausgleichsbewegungen, die Sie auf dem Ball durchführen müssen, tun nicht nur Ihrem Rücken gut, sondern retten vielleicht Ihr Leben.
- Wenn Sie länger Auto fahren, machen sie jede Stunde eine Pause und laufen zweimal links und zweimal rechts um das Auto herum. Heben und senken Sie dabei die Arme, und atmen Sie tief ein und aus.
- Besitzen Sie eine Uhr mit Timer-Funktion, stellen Sie sich eine Erinnerung für Bewegung alle 20 Minuten ein.

BEWEGUNGSKEKS 2

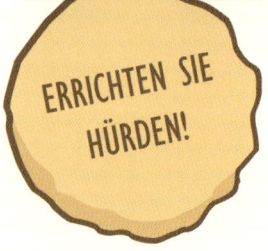

ERRICHTEN SIE HÜRDEN!

AUFGABE DER WOCHE:

Machen Sie sich Ihr Leben etwas schwerer.

GRUND: Wir schonen unseren Körper zu Tode.

FÜR WEN IST DIESER KEKS BESONDERS GESUND?

- Menschen, die einen eher inaktiven Alltag haben.
- Ältere Menschen.
- Menschen mit sitzender Tätigkeit.

WER SOLLTE DIESEN KEKS NICHT DURCHFÜHREN?

- Jeder sollte diesen Keks durchführen.

SCHWIERIGKEIT: MITTEL

HINTERGRUND:

Bei meiner Bühnenshow erzähle ich immer die folgende Geschichte:

„Wenn ich in einem vollbesetzten Bus bin und eine ältere
Dame steigt ein, dann stehe ich nicht etwa auf und mache ihr
den Platz frei. Nein, ich bleibe sitzen! Denn das Stehen im Bus
schult die Koordinationsfähigkeit der älteren Dame und trainiert ihre Muskeln. Und schützt sie daher vor Osteoporose.
Ich bin als Arzt es ihr sozusagen schuldig, sitzen zu bleiben."
Das Publikum lacht dann regelmäßig, und findet mich vielleicht ein kleines bisschen doof. Aber ich weiß, eigentlich
glauben die Leute nicht, dass ich das wirklich mache. Und sie
haben Recht, denn ich setze mich im Bus grundsätzlich selber gar nicht erst hin. Also kann ich auch nicht aufstehen, um
meinen Platz anzubieten. Ich versuche, im Alltag möglichst
viel zu stehen und aktiv zu bleiben. Denn eines ist klar: Wir
schonen uns und andere zu Tode!

Auch im Umgang mit älteren Menschen versuche ich, ihnen
möglichst viele Aufgaben zu lassen. Wenn ich bei meinen El-
tern zu Besuch bin, dann muss mein betagter Vater selber
aufstehen, um sich etwas zu trinken aus der Küche zu holen.
Nicht etwa, weil ich ihn ärgern möchte, sondern weil ich ihm
sogenannte *Bewegungshürden* baue. Dafür stehe ich aber
natürlich auch selber auf, wenn ich etwas haben möchte.

Fit mit Bewegung im Alltag

Es ist die Bewegung im Alltag, die uns fit und gesund hält.
Während ich diese Zeilen schreibe, erinnert mich ein Wecker
alle 30 Minuten daran, aufzustehen. Ich erhebe mich dann,
hüpfe ein paarmal in die Luft, setze mich wieder hin und
schreibe weiter. Das dauert keine 15 Sekunden, rettet aber
vielleicht mein Leben.

In meiner Praxis habe ich einmal auf den Flurboden in der
Anmeldung in einer Nacht-und-Nebel-Aktion ein Himmel-
und-Hölle-Spiel aufgemalt. Kennen Sie das? Das sind kleine

Kästchen, in die man hüpfen muss. Immer wenn ich den Flur entlanggegangen bin, bin ich durch das Himmel-und-Hölle-Spiel gehüpft. Am Anfang haben meine Mitarbeiter und meine Patienten noch über mich gelacht. Aber irgendwann haben sie alle mitgemacht – jeder so gut er eben konnte. Leider hat die Putzfrau die Kästchen weggewischt. Ich springe aber immer noch durch den Flur, wenn ich mich daran erinnere.

Beispiele für einen aktiven Alltag

Bewegung kann man immer in den Alltag einbauen. Wir müssen uns angewöhnen, den Alltag wieder etwas beschwerlicher zu machen. Die moderne Technik macht uns das Leben leichter, und das ist nicht immer gut für unsere Gesundheit.

- Warum soll ich etwa einen Staubsaugroboter kaufen? Klar, er macht mir das Leben leichter. Aber was mache ich, während er saugt? Liege ich auf der Couch und sehe fern? Dann steigt mein Risiko, Krebs zu bekommen (siehe Seite 115). Wenn ich dagegen selber sauge, bringe ich Kreislauf und Stoffwechsel auf Trab und schütze meine Gesundheit. (Und meine Frau ist stolz auf mich.)
- Warum verbringe ich zehn Minuten mit der Parkplatzsuche direkt an meinem Ziel, wenn ich einen weiter entfernt liegenden Parkplatz nach nur einer Minute gefunden habe und die verbleibenden neun Minuten mit lockerem Dauerlauf zu meiner Verabredung verbringen kann?
- Warum steht eigentlich der Papierkorb direkt unter meinem Schreibtisch? Ich könnte ihn doch auch in die entgegengesetzte Ecke des Raumes stellen und Basketball mit dem Papiermüll spielen. Wenn ich treffe, bin ich stolz. Und wenn ich nicht treffe, muss ich aufstehen und das Papier aufheben. Als Dankeschön wirkt mein Insulin im Körper besser und mein Blutzuckerspiegel sinkt ab.[20]
- Eine meiner Lieblings-Bewegungshürden sind Treppenstufen. Nahezu jedes Einkaufszentrum ist voll davon, jedes Amt, jede Schule, jedes mehrstöckige Haus. Die täglichen Stufen trainieren unsere Muskeln und belasten, wenn man sie langsam steigt, unser Herz nur wenig.[21]

ACHTUNG

Haushaltsgeräte — Fluch und Segen

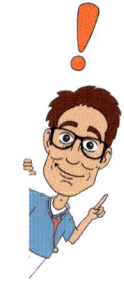

In einer 2003 durchgeführten Studie untersuchten Wissenschaftler den Einfluss, den Haushaltsgeräte auf den Kalorienverbrauch haben. Das Ergebnis: Jeden Tag verbrauchen wir durch die Nutzung von Waschmaschine, Spülmaschine, Transport zur Arbeit und Fahrstühle 111 kcal weniger. Das entspricht einer jährlichen Gewichtszunahme von fast sechs Kilo.[22]

DURCHFÜHRUNG:

Machen Sie sich in dieser Keks-Woche Ihr Leben etwas schwerer: Bauen Sie sich Bewegungshürden ein:

- Stellen Sie Ihren Papierkorb vom Schreibtisch weg.
- Legen Sie die Fernbedienung für den Fernseher in einen anderen Raum. Wollen Sie das Programm ändern, holen Sie sie, schalten um und bringen sie wieder weg.
- Parken Sie in dieser Keks-Woche weiter weg von Ihrem Arbeitsplatz oder Ihrem Haus (oder dem Bäcker, dem Supermarkt …) als sonst und nutzen Sie die Strecke für einen Spaziergang. Wenn Sie sportlich sind, laufen oder joggen Sie die Strecke zum Auto.
- Steigen Sie eine Busstation vor Ihrem Ziel aus und laufen Sie den Rest. Oder vielleicht sogar zwei Stationen?
- Gehen Sie zum Einkaufen in verschiedene Läden und nicht in den Supermarkt, der alles hat. Oder lassen Sie den Einkaufswagen im Gang stehen, nehmen Sie die Sachen aus dem Regal und bringen Sie sie einzeln in den Wagen.
- Ernennen Sie einen Ort zum Hüpf-Ort. Das kann ein Zimmer in Ihrer Wohnung sein oder ein Straßenabschnitt auf dem Weg zur Arbeit. Immer wenn Sie an diesem Ort sind, hüpfen Sie eine Strecke.

BEWEGUNGSKEKS 3

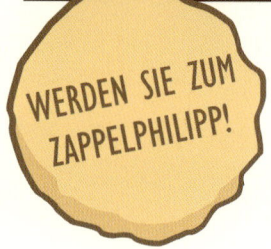

WERDEN SIE ZUM ZAPPELPHILIPP!

AUFGABE DER WOCHE:

Führen Sie Mikrobewegungen in Ihr Leben ein.

GRUND: Zu wenig Bewegung schadet unserem Körper.

FÜR WEN IST DIESER KEKS BESONDERS GESUND?

- Menschen, die einen eher inaktiven Alltag haben.
- Ältere Menschen.
- Menschen mit sitzender Tätigkeit.

WER SOLLTE DIESEN KEKS NICHT DURCHFÜHREN?

- Jeder sollte diesen Keks durchführen.

SCHWIERIGKEIT: LEICHT

HINTERGRUND:

Ende der 1990er-Jahre führte eine Gruppe Wissenschaftler an der amerikanischen Mayo Clinic in Minnesota unter Leitung von James Levine eine interessante Studie durch:[23]
Die Teilnehmer der Untersuchung sollten über einen bestimmten Zeitraum 1.000 kcal pro Tag mehr essen als sonst, aber nicht mehr Sport machen und sich nicht mehr bewegen als gewöhnlich. Nun sollte man annehmen, dass die zusätzlichen Tages-Kalorien zu einer Gewichtszunahme führen würden. Das ist zumindest meine Erfahrung, die ich jedes Weihnachten erneut mache.
Und das war auch bei den Teilnehmern der Studie der Fall – aber nicht bei allen! Einige nahmen nämlich nur wenig oder gar nicht an Gewicht zu.
Beneidenswert, aber irgendwie schon sehr seltsam, denn eigentlich sollten die Probanden alle nach nur sieben Tagen ungefähr ein Kilogramm schwerer geworden sein. Und das ist auch ärztliche Lehrmeinung: Wenn ich mehr esse, dann nehme ich an Gewicht zu.
Auch meine Berechnung des täglich zu viel gegessenen Knäckebrotes, das zu einer Gewichtszunahme von zwei Kilogramm pro Jahr führt (siehe Kapitel „Was ist eine gesunde Ernährung?", Seite 61), basiert auf dieser Annahme.
Die Forscher der Arbeitsgruppe aus Minnesota standen vor einem Rätsel.
„Wir haben alles gemessen, dachten wir doch, dass wir irgendwelche magischen Stoffwechselfaktoren finden würden, die erklären würden, warum einige Menschen nicht an Gewicht zunahmen",[23] sagt Dr. Michael Jensen, einer der Wissenschaftler, der an der Studie beteiligt war. Aber sie konnten nichts dergleichen finden.

„Zappel-Gene" oder „Schnarch-Gene"?

Wie kann es sein, dass die zugeführten Kalorien bei einigen Personen einfach so verschwanden, ohne Fettpölsterchen zu hinterlassen? Alle Probanden hatten die 1.000 Kalorien geschluckt und sich danach nicht vermehrt bewegt.

Das dachten zumindest die Forscher. Aber es stimmte nicht, dass sich die Menschen nicht vermehrt bewegt hatten. Das fanden die Forscher schließlich mithilfe einer speziellen verdrahteten Hightech-Unterwäsche heraus, die die Bewegungen der Teilnehmer im Laufe des Tages aufzeichnete. Die Menschen, die zur Gruppe derjenigen gehörten, die nur wenig oder gar nicht zunahmen, bewegten sich durchaus mehr, wenn sie die 1.000 kcal zusätzlich aßen – nur machten sie das nicht bewusst.

„Die Menschen, die nicht an Gewicht zunahmen, haben begonnen, sich unbewusst mehr zu bewegen", so Dr. Jensen. Sie nahmen die Treppe, liefen den Flur im Büro herum, erledigten mehr Tätigkeiten im Haushalt oder zappelten einfach nur auf der Stelle herum. Sie hatten quasi „Zappel-Gene", die sie vor einer Gewichtszunahme bewahrten.

Als die Wissenschaftler die Gruppe der Teilnehmer, die an Gewicht zulegten, mit der Gruppe der schlank bleibenden verglichen, zeigte sich ebenfalls Erstaunliches: Die Probanden, die zugenommen hatten, saßen ganze zwei Stunden am Tag länger herum, als die, die ihr Gewicht gehalten hatten. Sie waren von der Natur anscheinend mit „Schnarch-Genen" ausgestattet worden – die zusätzlichen Kalorien machen sie faul. Es bleibt also bei meiner früheren Aussage: „Wir nehmen zu, wenn wir mehr essen, als wir verbrauchen." Aber was wir verbrauchen, hat nicht nur mit Sport und bewusster Aktivität zu tun. Die unbewussten kleinen Bewegungen des Alltags spielen dabei eine enorme Rolle. Und genau dafür sind die Keksübungen bestens geeignet: kleine Bewegungen, die wir leicht in den Alltag einfügen können.

Die Kontrolle unseres Körpergewichtes ist aber nur eines von mehreren Zielen, die man durch vermehrte Bewegung erreichen kann. Wie wir bereits in den vorherigen Kapiteln gesehen haben, hat Bewegung eine Vielzahl von positiven Auswirkungen auf unseren Körper. Deshalb lautet der Keks-Rat dieser Woche: Werden Sie zum Zappelphilipp und führen Sie Mikrobewegungen in Ihr Leben ein!

DURCHFÜHRUNG:

- Kaufen Sie sich einen Sitzball, wenn Sie das nicht schon in Woche 1 gemacht haben, und sitzen Sie auf dem Ball anstatt auf einem Stuhl.
- Wenn Sie keinen Sitzball haben, erlauben Sie sich, vorsichtig zu kippeln. Passen Sie aber auf, dass Sie nicht mit Ihrem Stuhl umkippen. Wenn Sie sich den Hals brechen, nützen Ihnen Keks-Entscheidungen auch nichts mehr.
- Zappeln Sie sooft Sie können herum. Nutzen Sie hierfür jeden Stillstand am Tag. Wippen Sie beispielsweise beim Zähneputzen, trampeln Sie, wenn Sie an der Fußgängerampel stehen, und hampeln Sie an der Supermarktkasse. Sie machen alles richtig, wenn Freunde Sie fragen, warum Sie so nervös sind.
- Nutzen Sie die Abendnachrichten im Fernsehen, um im Kreis zu laufen. Sie können den Nachrichten genauso gut folgen, wenn Sie laufen, und haben 15 Minuten Bewegung in Ihr Leben eingebaut.
- Schalten Sie beim Hausputz das Radio ein, und tanzen Sie mit dem Schrubber durch die Küche und das Wohnzimmer – es sieht Sie ja keiner.
- Schauen Sie doch Ihre Lieblingsfernsehsendung mal im Stehen. Denn Stillstehen ist schwierig. Sie werden von ganz alleine zu zappeln anfangen: Mit diesen Mikrobewegungen tun Sie viel für Ihre Gesundheit.
- Laufen Sie bei Telefonaten im Zimmer auf und ab. Das Gespräch wird dadurch dynamischer, und Sie bekommen zusätzliche Bewegung. An einem normalen Sprechstundentag führt dieser Tipp bei mir selber zu mehr als 2000 Schritten extra. So ganz nebenbei.

BEWEGUNGSKEKS 4

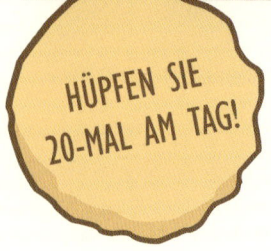

HÜPFEN SIE 20-MAL AM TAG!

AUFGABE DER WOCHE:

Springen Sie zweimal täglich zehnmal in die Luft, um Osteoporose vorzubeugen.

GRUND: Knochen brauchen Belastung, um stabil zu bleiben. Unser moderner Lebensstil führt vermehrt zu einem Abbau von Knochensubstanz.

FÜR WEN IST DIESER KEKS BESONDERS GESUND?

- Frauen.
- Ältere Menschen.
- Menschen, die sich viel in Innenräumen aufhalten.
- Menschen, die wenig Sport machen.

WER SOLLTE DIESEN KEKS NICHT DURCHFÜHREN?

Vorher Ihren Arzt befragen sollten:

- Menschen mit behandlungsbedürftiger Osteoporose.
- Menschen mit Gleichgewichtsstörungen.
- Menschen mit einer Herzschwäche oder Durchblutungsstörungen.
- Menschen mit einem erhöhten Thromboserisiko.

SCHWIERIGKEIT: MITTEL

HINTERGRUND:

Osteoporose ist eine Erkrankung des Knochens, die mit zunehmendem Alter besonders bei Frauen gehäuft auftritt. Die abnehmende Dichte des Knochens macht ihn für Brüche anfälliger. Nach den Wechseljahren entwickelt ungefähr jede dritte Frau eine behandlungsbedürftige Osteoporose[24] mit weitreichenden Folgen.

Unser Knochen ist keinesfalls ein totes Organ. Er wird ständig auf- und abgebaut. Am deutlichsten kann man die Dynamik des Knochens bei einer kieferorthopädischen Behandlung beobachten. Durch kontinuierlichen Druck auf die Zähne können diese im Kieferknochen umhergeschoben werden, bis sie schön gerade stehen.

In den ersten drei Lebensjahrzehnten nimmt die Knochenmasse in unserem Körper zu und in den späteren Lebensjahren langsam wieder ab.

Stabile Knochen durch Belastung

Damit ein Knochen stabil bleibt, benötigt er Belastung. Deswegen schützt körperliche Aktivität vor Knochenschwund.

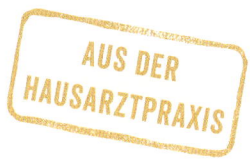

Häufige Folgen einer Osteoporose

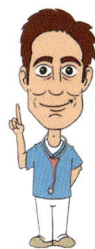

- Wirbelkörpereinbrüche,
- Hüftgelenksnahe Oberschenkelbrüche,
- Handgelenksnahe Speichenbrüche,
- Oberarmkopfbruch,
- Beckenbruch.

Die Muskeln, die am Knochen ziehen, und die Stoß- und Druckbelastungen, die dem Knochen bei Bewegungen widerfahren, regen die knochenaufbauenden Zellen zur Neuproduktion von Knochensubstanz an.

Regelmäßiges Krafttraining ist sicherlich eine der effektivsten Möglichkeiten, eine Osteoporose zu vermeiden. Man kann aber auch mit deutlich einfacheren Mitteln die Knochensubstanz stärken. Denn nicht nur gezieltes Training an Geräten kräftigt den Knochen, sondern auch die normale Belastung im Alltag. Allerdings muss der Reiz, der auf den Knochen einwirkt, stark genug sein. Am einfachsten durchzuführen ist eine kräftige Stoßbelastung, wie sie beispielsweise beim In-die-Luft-Springen auftritt. Der Aufprall auf den Boden führt zu einem Druck im Knochen, der ihn festigt und einer Osteopo-

ACHTUNG

Studie zur Knochendichte von Frauen

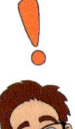

In einer 2015 publizierten Studie überprüften Wissenschaftler den Effekt von Sprüngen auf die Knochendichte. Sie untersuchten 60 Frauen noch vor den Wechseljahren, von denen ein Teil die Aufgabe bekam, zweimal am Tag jeweils 10-mal in die Luft zu springen. Der andere Teil der Gruppe sollte zweimal täglich genau 20-mal in die Höhe hüpfen.

Die Frauen wurden über einen Zeitraum von vier Monaten beobachtet und die Knochendichte gemessen.

Bereits nach acht Wochen verbesserte sich in beiden Teilnehmergruppen die Knochendichte – bei den 20 mal hüpfenden Frauen allerdings stärker. Der Effekt der zunehmenden Knochendichte konnte für beide Gruppen nach vier Monaten bestätigt werden. Egal, ob die Teilnehmerinnen 10- oder 20-mal in die Luft sprangen: Der Knochen wurde nachweislich fester.[25]

rose vorbeugt. Spazierengehen alleine hat zum Beispiel keinen vergleichbaren Effekt auf die Knochendichte.[26] Man sollte die Sprungübungen also auch durchführen, wenn man regelmäßig joggt oder Nordic Walking macht.

Je früher man im Leben mit der Druckbelastung der Knochen anfängt, umso besser ist es. Denn ob das Springen auch bei einer bestehenden Osteoporose hilft und unbedenklich ist, ist wissenschaftlich bislang nicht geklärt. Wenn man bereits an einer Osteoporose leidet, scheinen anderen Kraftübungen sicherer zu sein. Denn wenn man auf einem Knochen herumhüpft, der bereits geschädigt ist, kann es sein, dass er bricht.

DURCHFÜHRUNG:

- Hüpfen Sie in dieser Keks-Woche jeden Tag morgens und abends zehnmal in die Luft.
- Landen Sie auf beiden Beinen gleichzeitig, und machen Sie zwischen den Sprüngen ein paar Sekunden Pause.

BEWEGUNGSKEKS 5

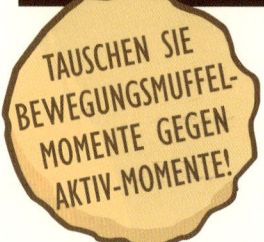

TAUSCHEN SIE BEWEGUNGSMUFFEL-MOMENTE GEGEN AKTIV-MOMENTE!

AUFGABE DER WOCHE:

Tauschen Sie Momente am Tag, die Ihnen nicht guttun, gegen Aktiv-Momente mit Ausdauertraining aus.

GRUND: Ausdauertraining tut unserem Körper rundum gut. Aber es ist schwer, den inneren Schweinehund zu überwinden.

FÜR WEN IST DIESER KEKS BESONDERS GESUND?

• Dieser Keks ist für alle Menschen gut.

WER SOLLTE DIESEN KEKS NICHT DURCHFÜHREN?

Vorher ihren Arzt befragen sollten:
• Menschen mit Krankheiten des Herz-Kreislauf-Systems oder einem erhöhten Blutdruck.
• Menschen mit Infektionserkrankungen.
• Menschen mit Erkrankungen der Atemorgane.
• Menschen mit Tumorerkrankungen
• Menschen mit Diabetes, der mit Medikamenten oder Insulin behandelt wird.
• Menschen über 40, die keinen Sport machen.

SCHWIERIGKEIT: ⊛ SCHWER

HINTERGRUND:

Ausdauertraining hat vielfältige positive Wirkungen auf unseren Körper. Die Techniker Krankenkasse fasst dies auf ihrer Webseite treffend zusammen:
„Wer bis ins Alter trainiert, kann das Leistungsniveau eines 30-Jährigen aufrechterhalten."[27]
Und es ist nie zu spät, mit Ausdauertraining zu beginnen. Auch im Alter kann man seine Leistungsfähigkeit bedeutsam verbessern, sogar so weit, dass man das Leistungsniveau von Menschen erreicht, die 20 Jahre jünger sind. Wenn es eine Wunderpille der Anti-Aging-Medizin gäbe, wäre das sicherlich der Ausdauersport.
Das Problem beim Ausdauersport ist nur, dass es vielen Menschen einfach keinen Spaß macht, lange Zeit zu rennen, Fahrrad zu fahren oder zu schwimmen. Es gibt aber einen Trick: einfach beginnen! Egal, wie lange Sie sich bewegen. Egal, wie hoch die Belastung gewählt wird. Es ist besser, langsam und nur kurz zu laufen, als gar nicht.

Einen Automatismus schaffen

Wir müssen einen Automatismus schaffen, damit es uns gelingt, die Schwelle zu überwinden, die uns daran hindert, mit dem Training zu beginnen.
Ich persönlich liebe es, zu joggen. Aber es fällt auch mir schwer, mich dazu zu motivieren. Und obwohl ich weiß, dass mir das Laufen gut tut und ich jedes Mal beseelt von einer Laufrunde nach Hause komme, ist der Start schwierig.
Manchmal muss ich mich regelrecht zwingen, mir die Sportschuhe anzuziehen und loszulaufen. Aber nach den ersten fünf Minuten fühle ich mich wohl und bin stolz, dass ich es wieder einmal geschafft habe, loszurennen.
Ich benutze inzwischen einige Tricks, um mir den Anfang des Trainings zu erleichtern. Ich laufe beispielsweise von der Praxis nach Hause. Meine Joggingrunde wird damit zur Joggingstrecke und verfolgt ein weiteres Ziel – nämlich den

Heimtransport meines Körpers. Mein Auto bleibt dann an meiner Praxis stehen. Das führt unweigerlich dazu, dass ich am nächsten Morgen schon wieder rennen muss. Was für ein brutaler, aber genialer Trick!

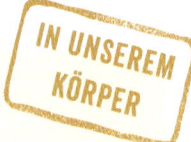

Auswirkungen von Ausdauertraining auf ...

... die Lunge
- Atmung wird ökonomischer und kräftiger.
- Belüftung wird verbessert.
- Durchblutung wird verbessert.

... die Muskulatur
- Muskelbeschaffenheit wird fester.
- Muskeldurchblutung wird verbessert.
- Muskelstoffwechsel wird verbessert.
- vermehrte und vergrößerte Mitochondrien (sauerstoffverbrennende Zellorganellen).
- Körperfettanteil wird reduziert.

... die Psyche
- Serotonin („Glückshormon") wird erhöht.
- Selbstkonzept wird verbessert, stabiler.
- Depression wird gelindert.
- Angst wird verringert.

... die Herzarbeit
- Blutdruck wird erniedrigt.
- Ruhepuls wird verringert.
- Sauerstoffbedarf des Herzens nimmt ab.
- Herzschlagvolumen erhöht sich.
- Dauer der Systole/Diastole (Herzanspannung und -entspannung) wird verlängert.
- Herzmuskel wird größer, besser durchblutet.

... das Gehirn

- Durchblutung des Gehirns wird gesteigert.
- Konzentrationsfähigkeit wird erhöht.
- Verknüpfung der Gehirnzellen wird erhöht.

... das Blut

- Fließeigenschaften werden verbessert.
- Thromboserisiko wird vermindert.
- Verklumpung der Blutplättchen wird verringert.
- Zahl der roten Blutkörperchen wird erhöht.
- Maximale Sauerstoffaufnahme wird vergrößert.

... das Immunsystem

- Antikörperzahl wird erhöht.
- erhöhter Schutz vor Erkältung und Infekten.

... den Stoffwechsel

- Zahl der Triglyceride wird verringert.
- LDL-Cholesterin wird verringert.
- HDL-Cholesterin wird vermehrt.
- Glykogen (Zuckerspeicher im Muskel) wird vermehrt.
- Insulin wird verringert.
- erhöhter Kalorienabbau.
- Zahl der Enzyme wird erhöht.
- Verbrennung freier Fettsäuren erhöht.

... die Stresstoleranz

- Die Aktivität des Parasympathikus wird erhöht. Dadurch wird der Körper auf den Ruhe-Modus umgestellt und kann entspannen.
- Anzahl der Stresshormone (Adrenalin, Cortison) wird verringert.
- Allgemeine Belastbarkeit wird erhöht.
- Stresstoleranz wird vergrößert.[27]

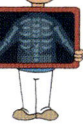

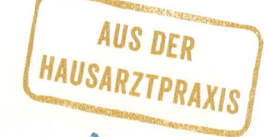
Was haben Ausdauersport und Schokolade miteinander zu tun?

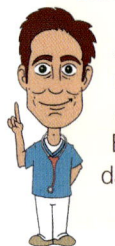

Ausdauersport ist wie umgekehrte Schokolade. Bei der Schokolade fühle ich mich gut, wenn ich sie esse, aber danach geht es mir schlecht.
Beim Ausdauersport geht es mir schlecht, wenn ich damit anfange. Aber danach fühle ich mich großartig.

Den inneren Schweinehund überwinden

Bei der Überwindung des inneren Schweinehundes ist der Übergang von der Ruhe des Alltags in die sportliche Belastung das Schwierigste. Sich die Jogginghose anzuziehen fällt vielen Menschen schwerer, als in eine Ritterrüstung zu schlüpfen. Wir brauchen daher Momente am Tag, die wie eine Zündung wirken und uns automatisch daran erinnern, dass jetzt der Moment für Aktivität gekommen ist.

Mein Anker ist das Ende der Sprechstunde und der Beginn des Heimweges. Aber es gibt tausende anderer Anker, die wir für uns nutzen können.

Suchen Sie sich Momente am Tag, die für Sie unproduktiv sind. Momente, in denen Sie nicht in Aktion sind. Momente, auf die Sie einfach verzichten können, ohne dass es Sie stören würde. Zum Beispiel eine Fernsehsendung, die Sie schon lange nervt, die Sie aber trotzdem immer wieder anschauen. Zum Beispiel die Zeit, in der Sie nach dem Essen müde werden und in der Sie sich immer kurz hinlegen. Oder die Zeit, die Sie mit dem Lesen von Klatschzeitschriften verbringen.

Identifizieren Sie diese Momente des Tages, die immer wiederkehren, und suchen Sie sich einen Moment davon heraus. Ab sofort definieren Sie diesen einen Moment um – er wird nun Ihre umgekehrte Schokolade, Ihr *Impulsmoment*.

Wenn die nervende Fernsehsendung beginnt, nutzen Sie den Impuls, schalten Sie das Gerät aus, und ziehen Sie sich Ihre Sportschuhe an. Oder wenn Sie nach dem Essen müde werden, schwingen Sie sich auf Ihr Fahrrad und drehen eine Runde an der frischen Luft. Oder wenn Sie die Klatschzeitschrift aufschlagen, machen Sie sie gleich wieder zu und starten mit Ihrem Ausdauerprogramm.

Sie müssen wie ein Roboter funktionieren, zumindest, bis Sie die ersten Trainingsschritte des Tages gemacht haben.

Auch wenn Sie nur für wenige Minuten Ausdauertraining machen, so ist es besser als nichts. Und ich verspreche Ihnen, so schnell hören Sie bestimmt nicht auf. Denn wenn man erst einmal die Sportschuhe an hat und auf der Straße steht, läuft man in der Regel länger, als man ursprünglich geplant hatte.

Aber übertreiben Sie es nicht! Die meisten Jogger, die ich kenne, die mit dem Laufen wieder aufgehört haben, sind zu schnell gelaufen. Wählen Sie die Trainingsintensität lieber zu gering als zu hoch. Auch ein schnelles Gehen hat positive Auswirkungen auf die Gesundheit. Und das Ziel ist es, bis ins hohe Alter in Bewegung zu bleiben. Und das funktioniert auch mit leichteren Belastungen.

Wichtig ist auch, dass Sie eine Ausdauersportart wählen, die Ihnen Freude bereitet. Wenn Sie es mit dem Laufen versucht haben, aber es Ihnen auch nach einiger Zeit nicht gefällt, wechseln Sie aufs Fahrrad. Oder fangen Sie an zu schwimmen. Hauptsache, Sie bewegen sich und kommen außer Puste.

DURCHFÜHRUNG:

- Suchen Sie sich in dieser Keks-Woche einen Impulsmoment, der den Start des Ausdauertrainings markiert.
- Immer wenn der Impulsmoment auftritt, beginnen Sie mit dem Ausdauertraining. Es ist egal, wie lange Sie zu Beginn trainieren. Es geht darum, das Training in Ihr Leben zu integrieren.
- Achten Sie darauf, dass Sie außer Puste kommen. Das unterscheidet das Training von Alltagsbewegung.

BEWEGUNGSKEKS 6

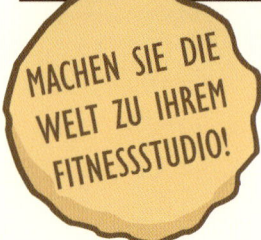

MACHEN SIE DIE WELT ZU IHREM FITNESSSTUDIO!

AUFGABE DER WOCHE:

Sorgen Sie für mehr Bewegung im Alltag.

GRUND: Motivation und Zeit für Sport zu finden ist oft schwer. Nutzen wir daher unseren Alltag! Denn sportliche Aktivitäten haben vielfältige positive Auswirkungen auf unseren Körper.

FÜR WEN IST DIESER KEKS BESONDERS GESUND?

- Für alle Menschen, die wenig Zeit für Sport haben.

WER SOLLTE DIESEN KEKS NICHT DURCHFÜHREN?

Vorher Ihren Arzt befragen sollten:
- Menschen mit chronischen Erkrankungen.
- Menschen, die keinen Sport machen und über 40 Jahre alt sind.

SCHWIERIGKEIT: ★★★ SCHWER

HINTERGRUND:

Ein ausgewogenes Sportprogramm sollte verschiedene Bewegungsformen enthalten. Die Amerikanische Gesellschaft für Sportmedizin *(American College of Sports Medicine)* fordert, dass man mindestens zweieinhalb Stunden pro Woche Sport treiben soll und sich ein Training aus folgenden vier Bereichen zusammensetzen soll (siehe Seite 110 f.):

WISSEN

Bestandteile eines optimalen Bewegungsprogrammes

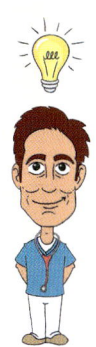

- Herz-Kreislauf-Übungen (Ausdauersport),
- Kraftübungen,
- Dehnungsübungen,
- Funktionelle Übungen.

Wenn Sie jetzt denken: „Das ist ja ganz schön umfangreich", dann sollten Sie jetzt aber bitte nicht verzweifeln, das Buch beiseite werfen und sagen „Das schaffe ich nie!". Denn Sie haben recht: Dieses Pensum ist wirklich enorm. Vor allem wenn man hört, was die Experten der Amerikanischen Gesellschaft für Sportmedizin noch fordern:
„Ein inaktiver Lebensstil – zum Beispiel Sitzen über einen langen Zeitraum des Tages – ist von Sportübungen zu unterscheiden." Also auch wenn man sich an die Mengenangaben der Übungseinheiten hält, entschädigt eine sportliche Betätigung „nicht für einen inaktiven Lebensstil"[28], den man sonst im Laufe des Tages hat.

Das heißt: Sport alleine reicht nicht aus! Sie müssen sich auch vor und nach dem Sport noch bewegen!

Wenn Sie jetzt frustriert sind, kann ich das gut verstehen. Für uns bedeutet das aber: Machen Sie weiter Ihre Bewegungskekse der letzten Wochen, vermeiden Sie längeres Sitzen, und beginnen Sie in dieser Keks-Woche mit dem Bewegungskeks-Programm. Denn Sie brauchen kein Fitnessstudio, um die empfohlenen Belastungen durchzuführen.

Training oder sportliche Bewegung?

Wir müssen zwischen *Training* und *sportlichen Bewegungen* unterscheiden.

Von *Training* sprechen wir, wenn wir durch sich immer wiederholende Übungen versuchen, unsere Leistungsfähigkeit oder Fähigkeiten in einer bestimmten Sportart zu verbessern. Unter *sportlichen Bewegungen* versteht man dagegen die Belastung des Körpers durch Anstrengung. Natürlich sollten wir auch bei unseren sportlichen Aktivitäten Trainingsreize setzen, diese müssen aber nicht so gezielt und regelmäßig wie bei dem eigentlichen Training erfolgen.

Nehmen wir mein geliebtes Jogging als Beispiel. Auch hier unterscheide ich die *sportliche Bewegung* von einem *Training*. Es gibt Tage, da trainiere ich. Ich laufe in Intervallen mal schnell und mal langsam. Mal renne ich den Berg in kleinen Schritten hoch und mal trabe ich über Stunden über die Felder meiner Umgebung. Ich mache das mit einem Ziel, nämlich um beispielsweise schneller zu werden. Oder um einfach länger laufen zu können. Die meiste Zeit laufe ich allerdings ohne spezielles Ziel, einfach weil es mir Spaß macht, zu rennen. Ich kümmere mich dann nicht um Zwischenzeiten oder Tempoläufe. Ich genieße einfach die Bewegung. Ich komme dabei zwar auch außer Atem, aber es geht mir nicht um einen Wettkampf.

Um unsere Gesundheit zu verbessern, reicht die zweite Belastungsform völlig aus – um einen Marathon zu gewinnen nicht. In diesem Buch geht es aber um Ihre Gesundheit und Ihr Wohlbefinden und nicht um die Vorbereitung auf den Iron

Man. Sie dürfen also gelassen bleiben: Die Bewegungskekse reichen aus, um die Vorgaben der Amerikanischen Gesellschaft für Sportmedizin zu erfüllen.

Unterschied Bewegung – sportliche Bewegung – Training:

Bewegung:

Ein inaktiver Lebensstil schädigt uns. Wir müssen ihn also möglichst vermeiden. Hierbei hilft uns Bewegung, und zwar in jeglicher Form. Nicht nur, weil Bewegung gut für uns ist, sondern vor allem, weil fehlende Bewegung schlecht für uns ist. Die Bewegung gegen den inaktiven Lebensstil muss nicht anstrengend oder erschöpfend sein – jede Unterbrechung der Inaktivität ist gut.

Sportliche Bewegung:

Für unsere Gesundheit brauchen wir daneben aber noch sportliche Bewegung. Diese soll uns anstrengen und auch erschöpfen. Diese Art von Bewegungen sollte sich aus Herz-Kreislauf-Übungen sowie Kraft- und Dehnungsübungen zusammensetzen und außerdem die Balance und Schnelligkeit sowie die Koordination verbessern.

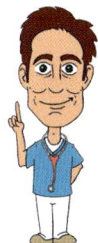

Training:

Unter einem Training verstehen wir die gezielte Verbesserung der Leistungsfähigkeit einzelner Belastungsformen. Training ist wichtig, um in bestimmten Sportarten hohe Leistungen zu erzielen, hat aber für die Gesundheitsvorsorge eine geringere Bedeutung.

DURCHFÜHRUNG:

Diese Woche geht's ans Eingemachte. Aber Sie sind ja inzwischen schon Profi in Sachen Kekse.

Wir wollen 150 Minuten sportliche Bewegungen in Ihre Woche packen. Diese sollten aus einer Mixtur von Herz-Kreislauf-Übungen, Kraftübungen, Dehnungsübungen und funktionellen Übungen bestehen.

Die minimale Dauer einer Übung sollte zehn Minuten betragen, und zwischen den Kraftübungen muss eine Erholungszeit von 48 Stunden liegen.

Das Ganze soll ohne Fitnessstudio im Alltag funktionieren und noch immer dem Keks-Prinzip („Kleine Entscheidungen – Kleine Schritte") entsprechen. Also, los geht's:

- Stecken Sie sich am Montagmorgen 15 Zehn-Cent-Stücke in Ihre rechte Hosentasche. Jede Münze symbolisiert eine zehnminütige Übungseinheit. Wenn Sie eine Übungseinheit beendet haben, packen Sie die Münze von der rechten in die linke Hosentasche. An jedem Abend müssen mindestens zwei Münzen mehr in der linken Tasche sein.

- Führen Sie mindestens zwei Belastungseinheiten von Herz-Kreislauf-Übungen pro Tag durch. Sie sollten bei der Durchführung leicht außer Atem kommen, aber noch immer dabei sprechen können. Gehen Sie beispielsweise sehr zügig zum Bus. Achten Sie darauf, mindestens zehn Minuten unterwegs zu sein. Laufen Sie gegebenenfalls einen Umweg. Packen Sie danach eine Münze von der rechten in die linke Hosentasche. Wenn Sie 20 Minuten brauchen, dürfen Sie zwei Münzen umpacken.

- Jede Aktivität, die Sie außer Atem bringt und mindestens zehn Minuten andauert, zählt als Herz-Kreislauf-Bewegungseinheit und verdient pro zehn Minuten eine Münze

- Zweimal in der Woche sollten die Kreislaufaktivitäten des Tages einen Kraftanteil umfassen. Also zum Beispiel schnelles Treppensteigen. Oder das Tragen schwerer Einkaufstüten beim schnellen Laufen. Natürlich können Sie auch Liegestütze oder Hanteltraining machen, wenn Sie wollen. Jede Kraftübung zählt.

- Beginnen Sie jeden Morgen mit kurzen Dehnungsübungen. Ich persönlich beginne meinen Tag mit dem Yoga-Sonnengruß (siehe Seite 142 f.). Er ist leicht zu erlernen und dehnt alle wesentlichen Muskelgruppen. Ein Tag ohne Sonnengruß ist für mich inzwischen schwer vorstellbar.
- Bei zwei Spaziergängen oder normalen Gängen im Laufe des Tages sprinten Sie für zehn Sekunden so schnell Sie können. Bremsen Sie dann ab, und wiederholen Sie die Übung noch einmal. Diese Übung nennt man „Intervallbelastung". Geringere Anstrengung wechselt sich hier mit höherer Belastung ab. In relativ kurzer Zeit kann dadurch ein großer Effekt auf den Körper erzielt werden. Bei der Intervallbelastung ist die langsame Phase genauso wichtig wie die schnelle Belastung. Achten Sie aber darauf, dass der Körper sich in der niedrigen Anstrengung nicht vollständig erholt. So erzielen Sie den größten Effekt auf Ihre Gesundheit.
- Stehen Sie jeden Morgen beim Zähneputzen für jeweils 30 Sekunden auf dem linken Bein und dann für 30 Sekunden auf dem rechten Bein. Benutzen Sie immer die jeweils gegenüberliegende Hand zum Zähneputzen. Während Sie also auf dem rechten Bein stehen, benutzen Sie die linke Hand, und während Sie auf dem linken Bein stehen, putzen Sie Ihre Zähne mit der rechten Hand. Wechseln Sie hin und her, bis Sie mit der Zahnpflege fertig sind. Das trainiert Ihre Koordination und den Gleichgewichtssinn.

Ich weiß, diese Keks-Woche ist sehr anstrengend. Aber es lohnt sich, mitzumachen.

Der Sonnengruß

Der Sonnengruß ist eine der bekanntesten Übungen im Yoga. Eine Variante geht so:

1) Stellen Sie sich aufrecht hin. Die Füße stehen hüftbreit nebeneinander, der Kopf zieht Richtung Himmel, die Hände werden vor der Brust aufeinander gelegt. Die Schultern sollen entspannt sein, der Blick geht geradeaus in Richtung Horizont (oder in Richtung der Zimmerwand, falls gerade kein Horizont verfügbar ist). Das Gewicht wird gleichmäßig auf beide Füße verteilt.

2) Heben Sie die Arme über die Seite bis in die Streckung über den Kopf. Dabei einatmen. Der Blick folgt den Daumen. Die Schultern bleiben entspannt.

3) Der Oberkörper wird nach vorne gebeugt und die Stirn zieht Richtung Schienbein. Wenn Sie es nicht schaffen, mit den Händen den Boden zu berühren, dürfen Sie die Knie auch beugen. Atmen Sie dabei aus.

4) Machen Sie mit dem rechten Fuß einen Ausfallschritt nach hinten, der Blick geht dabei nach vorne. Strecken Sie den Oberkörper und ziehen Sie die Schultern nach hinten-unten. Atmen Sie dabei ein.

5) Bringen Sie dann auch das linke Bein nach hinten und atmen Sie aus. Versuchen Sie, mit dem Becken nicht einzusinken, und achten Sie auf einen festen Bauch. Verharren Sie einen Moment in dieser Position und atmen Sie ein.

6) Beugen Sie nun die Arme, und senken Sie den Körper langsam ab. Wenn Ihnen das zu anstrengend ist, können Sie die Knie auch ablegen. Atmen Sie aus.

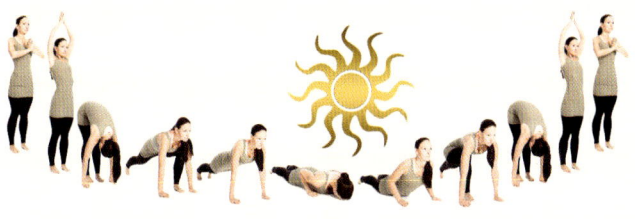

7) Legen Sie Ihren Körper ab und heben den Kopf nach vorne-oben. Der Rücken wird so gebeugt. Ziehen Sie das Brustbein nach vorne und lassen Sie den Ellenbogen dicht am Körper. Strecken Sie die Füße und lassen den Fußspann auf dem Boden. Atmen Sie ein.

8) Ziehen Sie das rechte Bein nach vorne und stellen Sie den Fuß zwischen die Hände, lassen das linke Bein aber getreckt. Ihr Blick geht nach vorne, die Schultern ziehen nach hinten-unten.

9) Führen Sie nun das ausgestellte Bein nach vorne, lassen die Hände aber am Boden. Strecken Sie das Becken nach oben. Atmen Sie aus.

10) Richten Sie sich auf und heben Sie die Arme in Richtung Himmel; Ihr Blick folgt den Daumen. Atmen Sie ein.

11) Gehen Sie zurück in Ihre Anfangsposition und atmen Sie aus.

Wiederholen Sie die Übung anschließend links herum, fangen Sie dafür bei Position (4) mit dem linken Bein an.[29]

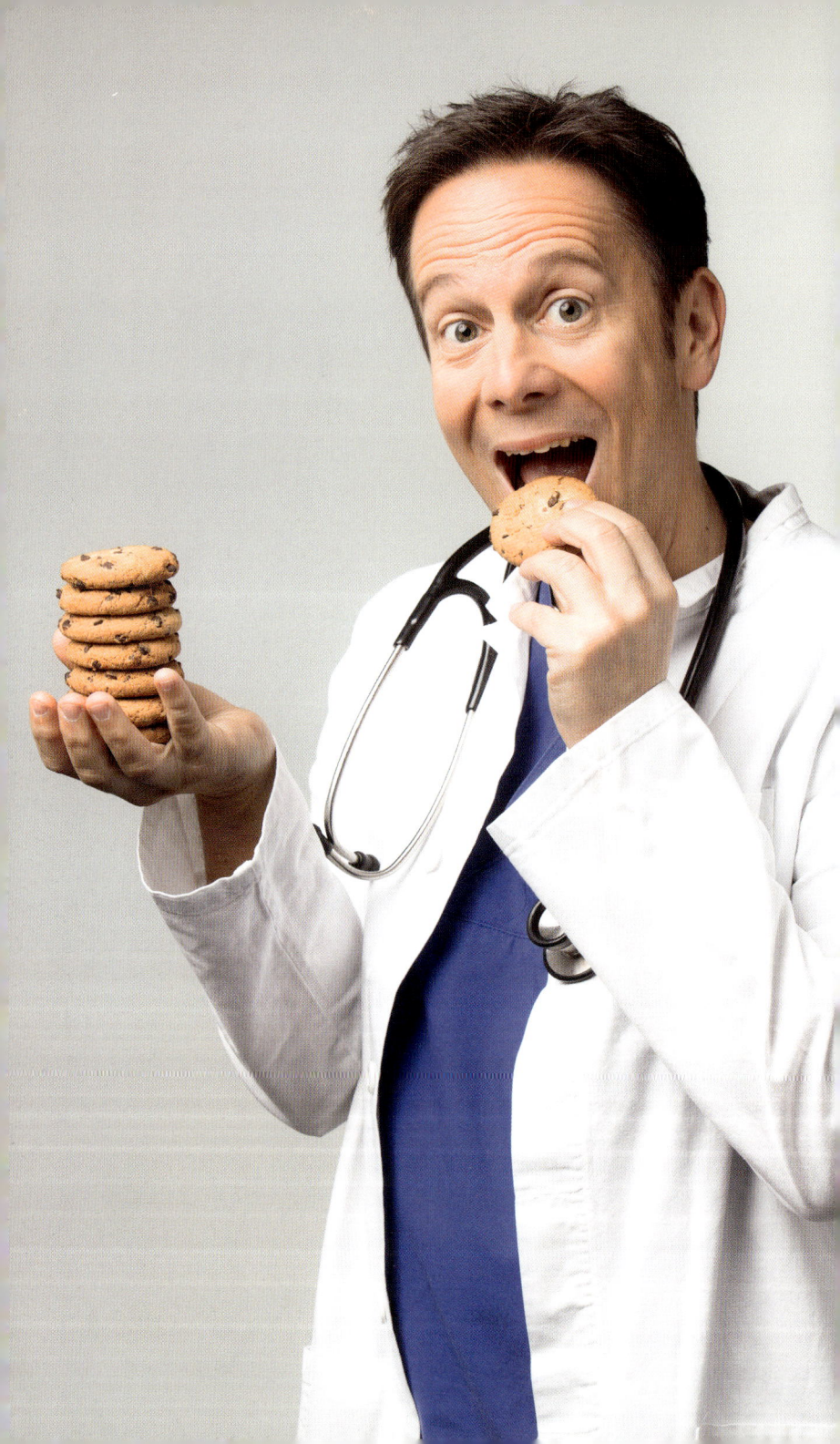

GLÜCKSKEKSE

Glücklich zu sein gehört zu unserer Gesundheit genauso dazu wie **beweglich** zu bleiben und **keine Schmerzen** zu haben. Also: Seien Sie glücklich. Und das ist **gar nicht mal so schwer** – mit Keksen!

WAS IST EIGENTLICH GLÜCK?

Schon in der Zeit vor Christus haben sich Philosophen mit dem Thema Glück beschäftigt.[1] Der Chinese Lao Tse (6. Jahrhundert vor Christus) sah beispielsweise das Glück in der Untätigkeit. Wenn man aufhöre, dem Glück hinterherzulaufen, dann sei man wirklich glücklich.

Der griechische Philosoph Epikur (341–270 vor Christus) beschrieb Glück als das Erleben von Lust und die Abwesenheit von Schmerz.

Aber ich möchte nicht zu philosophisch werden und auch nicht behaupten, dass ich eine allein gültige Definition von Glück kennen würde. Lassen Sie uns das Thema Glück ein wenig von der medizinischen Seite betrachten und zunächst einen Blick auf den präfrontalen Cortex in unserem Gehirn werfen: Sie kennen diese Region ja schon vom Beginn dieses Buches (siehe Seite 50). Der präfrontale Cortex ist beteiligt an den kleinen Entscheidungen des Lebens. Er ist diejenige Struktur, die ermüdet, wenn viele Entscheidungen zu treffen sind, und daraufhin die Kontrolle an die Basalganglien abgibt. Aber der präfrontale Cortex kann mehr.

Sie kennen bestimmt diese Flugsimulatoren, an denen Piloten trainieren. Dort können die Piloten erst ein wenig am Computer üben, bevor sie ein echtes Flugzeug fliegen. Ähnlich funktionieren auch die Strukturen in unserem präfrontalen Cortex. Sie simulieren die Wirklichkeit, ohne dass wir die Wirklichkeit erleben müssen. Ein Beispiel: Auch wenn Sie nicht von Beruf Bäcker sind, wird Ihnen wahrscheinlich klar sein, dass ein Kuchen mit Rindfleisch und Essig nicht das beste kulinarische Erlebnis sein wird. Dazu müssen Sie sich nicht in die Küche stellen und mit dem Backen anfangen. Sie können das Erlebnis in Ihrem präfrontalen Cortex durchspielen und danach lieber zu Erdbeeren und Schokolade greifen.

Das Problem mit unserem Gehirn ist allerdings, dass die Simulation nicht immer zutreffend ist. Im Falle des Rindfleisch-Essig-Kuchens funktioniert sie, aber viele andere Simulationen treffen nicht zu. Unser Gehirn hat nämlich die Tendenz, den Einfluss von zukünftigen Ereignissen auf unser Glücksempfinden zu überschätzen. Anders ausgedrückt: Wir sorgen uns einfach zu viel! Wir machen uns Sorgen um unsere Familie, um unsere Karriere und um den Dackel des Nachbarn. Vor lauter Sorge bleibt häufig gar keine Zeit zum Leben. „Jeder ist seines Glückes Schmied", sagt der Volksmund und meint damit: Wir haben unser Schicksal selbst in der Hand. Auch aus neurobiologischer Sicht sind wir zu großen Teilen selbst für unser Glücksempfinden verantwortlich. Denn den größten Teil unseres Glücks bauen wir uns im Gehirn selbst.

> **„In meinem Leben habe ich unvorstellbar viele Katastrophen erlitten. Die meisten davon sind nie eingetreten."**
>
> *Mark Twain, amerikanischer Schriftsteller (1835–1910)*

Natürliches Glück und selbst gebautes Glück

Wir sollten also das natürliche Glück vom selbst gebauten Glück unterscheiden. Natürliches Glücksempfinden tritt zum Beispiel auf, wenn wir bekommen, was wir wollen, beispielsweise, wenn ich die lang ersehnte Beförderungsurkunde erhalte. Was passiert aber, wenn wir nicht bekommen, was wir wollen? Auch kein Problem, dann bauen wir unser Glück selbst – im Gehirn. Dann machen wir uns, frei nach Pippi Langstrumpf, die Welt, wie sie uns gefällt. Unser Wirklichkeitssimulator hilft uns dabei. Diesen in unserem Kopf eingebauten „Glückssimulator" kennt wohl jeder von uns. Nehmen wir zum Beispiel folgende, natürlich streng hypothetische Situation: Sie warten schon seit Längerem auf eine in Ihren Augen längst überfällige Beförderung. Der Job, auf den Sie hoffen, wird besser bezahlt und bietet mehr Entfaltungsmöglichkeiten. Eines Tages erfahren Sie, dass Ihr größter Mitbewerber, nennen wir ihn Joseph, den Job bekommen hat – und Sie dieses Mal leer ausgegangen sind. Natürlich ärgern Sie sich zunächst darüber. Aber nicht selten passiert nun Folgendes: Ihr Glückssimulator fängt an zu arbeiten und konstruiert sich eine neue Wirklichkeit. „Ich wollte den Job sowieso nicht haben", denken Sie sich. „Das wäre viel zu viel Arbeit gewesen. Ich hätte so viele Überstunden machen müssen. Und so viel mehr Geld wäre nach Steuern und Abzügen auch nicht übriggeblieben. Eigentlich bin ich ja ganz froh, dass Joseph das jetzt machen muss." – Danke, präfrontaler Cortex, dass Du uns unser Leben so erträglich machst!

Interessant daran ist, dass sich das selbst gebaute Glück genauso real anfühlt wie das natürliche Glück. Und da Glück nur ein Gefühl ist, könnte man sogar sagen: Glück ist Glück – egal ob natürlich oder selbst gebaut.

„Raus aus dem Stress" I

2013 habe ich die Fernsehsendung „Raus aus dem Stress" im WDR-Fernsehen moderiert.[2] Wir haben im Rahmen der Sendung einige Menschen begleitet, die sich in ihrem Leben gestresst fühlten. Mithilfe wissenschaftlicher Methoden wurde bei den Teilnehmern zunächst der Grad der Stressbelastung gemessen. Danach führten wir mit ihnen über einen längeren Zeitraum Übungen durch und schauten, ob sich das Wohlbefinden und die Stressparameter verbesserten. Und in der Tat: Die Übungen waren erfolgreich. Alle Teilnehmer konnten ihr Glücksempfinden deutlich steigern.

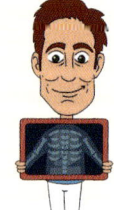

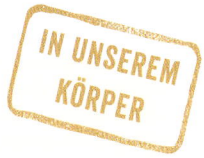
Auswirkungen von Glück auf den Körper

- Die Herzfrequenz wird langsamer.
- Die Konzentration des Stresshormons Cortisol im Blut sinkt ab.
- Die allgemeine Erkrankungswahrscheinlichkeit sinkt.
- Erkältungen treten seltener auf und heilen schneller aus.
- Das Risiko für Herz-Kreislauf-Erkrankungen nimmt ab.
- Das Leben verlängert sich um bis zu zehn Jahre.

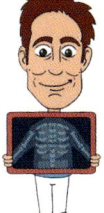

Glücks-Aktivitäten

Glücksforscher haben herausgefunden, dass uns bestimmte Aktivitäten glücklicher machen als andere. Und genau um diese Aktivitäten geht es bei unseren Glückskeks-Wochen.

Wir beschäftigen uns also nicht mit den großen Themen wie Lebensplanung oder Zielsetzungen. Wir kümmern uns einfach um unser Gehirn und helfen ihm, Glück zu empfinden.

Glücklich zu sein hat große Bedeutung für unsere Gesundheit.[3, 4] Es führt zu einer Vielzahl von körperlichen Veränderungen und lässt uns länger leben.[5, 6]

Einige Forscher vergleichen sogar den lebensverlängernden Effekt, den Glück auf uns hat, mit dem Effekt, den eine Rauchentwöhnung haben kann.

Also: Gewöhnen Sie sich nicht nur das Rauchen ab, sondern auch das Unglücklichsein! Denn Glück kann man lernen.

Starten wir in die erste Woche voller Glückskekse!

GLÜCKSKEKS I

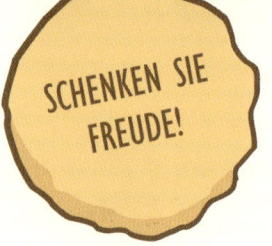

SCHENKEN SIE FREUDE!

AUFGABE DER WOCHE:

Bereiten Sie anderen Menschen ganz spontan eine Freude.

GRUND:

Unglücklichsein schadet unserer Gesundheit. Anderen Menschen Freude zu bereiten hilft uns, selber glücklich zu werden.

FÜR WEN IST DIESER KEKS BESONDERS GESUND?

- Für alle Menschen.

WER SOLLTE DIESEN KEKS NICHT DURCHFÜHREN?

- Jeder sollte diesen Keks durchführen.

SCHWIERIGKEIT: LEICHT

HINTERGRUND:

Mit den gesundheitlichen Vorteilen des Glücklichseins hatten wir uns bereits im letzten Kapitel beschäftigt. Aber wie schaffen wir es nun, glücklicher zu sein?

Nehmen wir einmal an, Sie würden in einer Ihrer alten Jacken einen Zehn-Euro-Schein wiederfinden. Das würde Sie sicherlich erfreuen. Aber wie könnten Sie mit diesem Geld Ihre Freude noch weiter steigern?

Wissenschaftler haben darauf eine klare Antwort: Verschenken Sie das Geld! Denn Geld für andere Menschen auszugeben macht uns glücklicher, als Geld für uns selber auszugeben.[7] – Sie glauben das nicht?

In der von mir moderierten Sendung *„Raus aus dem Stress"* haben wir einige Übungen mit den Teilnehmern durchgeführt, die sie glücklicher machen sollten. Eine Übung hat mich dabei besonders beeindruckt, nämlich das Verschenken von Geld:

Wir sind mit den Teilnehmern in ein Einkaufszentrum gegangen. Dann gaben wir ihnen 50 Euro in die Hand und folgende Aufgabe auf den Weg: Sie sollten versuchen, mit diesem Geld wildfremden Menschen eine Freude zu bereiten.

Zunächst stießen wir auf ungläubige Blicke. „Wie jetzt? Geld verschenken? An wildfremde Menschen?"

Jawohl, das war die Aufgabe.

Die Teilnehmer zogen los mit einem Umschlag voller Euros und kauften ein: etwas Spielzeug für Kinder, Blumen, Parfum … kleine Dinge, die jeweils nicht viel kosteten und sich leicht verschenken ließen. Und dann hieß es wildfremde Menschen anzusprechen, um ihnen eine Freude zu machen.

Das klingt zunächst einfacher, als es war. Viele der Beschenkten waren verwirrt und witterten eine Falle. Es passiert schließlich nicht jeden Tag, dass man einfach so etwas geschenkt bekommt – ohne Gegenleistung. Aber nach und nach bekamen unsere Teilnehmer Übung in der Aufgabe. Sie fassten Vertrauen und schenkten von Herzen. Das schien sich auf die Beschenkten zu übertragen und zauberte Stück für Stück ein Lächeln in die Gesichter der Menschen.

Und dann passierte etwas Zauberhaftes: Auch unsere schenkenden Teilnehmer schienen glücklicher zu werden. Mit jeder Freude, die sie einem anderen Menschen machten, wurden sie selber zufriedener.

Nachdem der Umschlag mit dem Geld geleert war und damit das Experiment beendet, wollten einige Teilnehmer gar nicht mehr mit dem Schenken aufhören. Sie nahmen ihr eigenes Portemonnaie und machten einfach weiter.

Auch die Wissenschaft kennt das Phänomen, dass Schenken glücklicher macht als beschenkt zu werden.[7] Untersuchungen

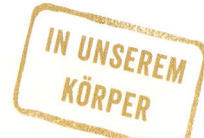

Die Biochemie des Glücks

Unterschiedliche biochemische Substanzen lösen in unserem Gehirn Glücksgefühle aus. Und das Faszinierende: Diese Biochemie können wir ohne Drogen nur durch unsere Gedanken und unser Verhalten beeinflussen. Zum Beispiel durch das Schenken von Freude.

- **Dopamin:** Wenn wir etwas wollen, stellt Dopamin die Belohnung in Aussicht.
- **Endorphine:** Endorphine verursachen ein euphorisches Gefühl.
- **Kortisol und Adrenalin:** Wenn Anspannung nachlässt, sinkt unser Kortisol- und Adrenalinspiegel ab. Das führt zur Entspannung.
- **Morphium:** Wenn wir erreicht haben, was wir uns wünschten, sorgt körpereigenes Morphium für Zufriedenheit.
- **Serotonin:** Serotonin lässt uns ruhiger werden.
- **Oxytocin:** Oxytocin macht, dass wir uns mit anderen Menschen verbunden fühlen. Wir kennen das Hormon unter anderem bei stillenden Müttern – auch sie fühlen sich mit dem Kind sehr verbunden.[8]

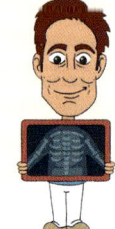

in funktionellen Magnetresonanztomographen (fMRI), bei denen man die Aktivierung einzelner Regionen in unserem Gehirn bildlich darstellen kann, ergaben, dass Schenken das Belohnungszentrum im Gehirn des Schenkenden aktiviert.[9] Altruismus ist, zynisch gesehen, vielleicht auch nur eine Form vom Egoismus.

Also, zurück zu dem gefundenen Zehn-Euro-Schein in Ihrer Jacke. Wenn Sie diesen Schein nun verschenken wollen, um Ihr eigenes Glück zu maximieren, ist es dann eine schlaue Idee, in das nächste Einkaufszentrum zu gehen, um fremden Menschen eine Freude zu bereiten? Oder macht es mehr Sinn, für das Geld einen guten Freund oder eine gute Freundin zum Kaffee einzuladen?

Wenn es um die Maximierung des eigenen Glückes geht, ist das Beschenken von Freunden und Angehörigen die bessere Lösung – das haben Wissenschaftler an der Harvard University in Boston herausgefunden.[10] Das Glück steigt mit der Enge der sozialen Bindung des Beschenkten. Je dichter und lieber uns also der Beschenkte ist, desto mehr Freude empfinden wir.

Also, auf in diese Keks-Woche. Sie wird Ihnen Freude machen. Schenken Sie von Herzen. Freunden und fremden Menschen, ganz wie Sie wollen.

DURCHFÜHRUNG:

- Kaufen oder basteln Sie jeden Tag eine kleine Aufmerksamkeit für einen Ihnen bekannten Menschen. Überraschen Sie Ihr Gegenüber mit dem Geschenk. Erfreuen Sie sich an der Reaktion.
- Versuchen Sie es einmal: Schenken Sie einem wildfremden Menschen, den Sie treffen, etwas. Vielleicht eine Blume. Oder auch nur ein Lächeln.
- Bieten Sie jemandem Ihren Sitzplatz im Bus an, auch wenn Sie selber müde sind.
- Lassen Sie jemanden in der Schlange an der Supermarktkasse vor.

GLÜCKSKEKS 2

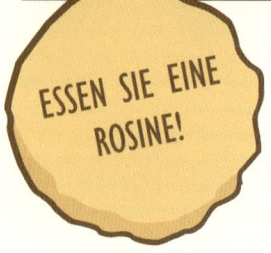

ESSEN SIE EINE ROSINE!

AUFGABE DER WOCHE:

Essen Sie eine Rosine. Aber tun Sie es ganz bewusst.

GRUND:

Achtsamkeit und das Leben im Hier und Jetzt machen uns glücklich.

FÜR WEN IST DIESER KEKS BESONDERS GESUND?

- Für Menschen mit viel Stress.
- Für Menschen, die viele Sorgen haben.
- Für Menschen, die häufig grübeln.

WER SOLLTE DIESEN KEKS NICHT DURCHFÜHREN?

- Menschen mit einer Allergie gegen Rosinen. Aber die dürfen das auch gerne mit einem Apfelschnitz oder einem Brötchenstück machen.

SCHWIERIGKEIT: ★★☆ MITTEL

HINTERGRUND:

Wenn wir das deutsche Wort „Glück" ins Englische übersetzen wollen, so würden wir sicherlich den Begriff *luck* wählen. Aber das englische *luck* bezeichnet etwas, das einem widerfährt. Dieses Glück kann ich nicht beeinflussen. Für das Glücklichsein haben die Engländer aber einen anderen Begriff, der mit *luck* nichts zu tun hat: *being happy*.

Happy ist nicht *luck*. Wenn man im englischsprachigen Raum aufwächst, weiß man das. Ich frage mich, ob diese Unterscheidung im Sprachlichen auch die Wahrnehmung der Menschen bezüglich des Glücks prägt. Manchmal ist Englisch die eindeutigere Sprache. So auch bei dem Wort *mindfulness*, das wir im Deutschen mit Achtsamkeit übersetzen. Als Achtsamkeit bezeichnen Glücksforscher, Psychotherapeuten und Meditationslehrer eine Form der Aufmerksamkeit, die mit einem besonderen Bewusstseinszustand einhergeht. Ur-

WISSEN

Konzentration und Achtsamkeit

Konzentration:
Konzentriere ich mich auf etwas, dann verkleinere ich meinen Aufmerksamkeitsbereich. Ich blende störende Einflüsse aus und schärfe meinen Blick auf das eine Objekt.

Achtsamkeit:
Bei der Achtsamkeit mache ich genau das Gegenteil. Ich verenge nicht meinen Fokus auf das Objekt, sondern erweitere ihn vielmehr – und lasse dadurch weitere Empfindungen zu. Idealerweise erreiche ich bei einer Achtsamkeitsübung eine hellwache Offenheit für die gesamte Fülle meiner Wahrnehmung.

sprünglich findet man die Achtsamkeit vor allem in der buddhistischen Lehre. Sie hat allerdings in den letzten Jahren auch Einzug in die westliche Welt erlangt und wird in vielen Psychotherapiemethoden eingesetzt.

Ich finde dennoch den englischen Begriff *mindfulness* eindeutiger. Denn wenn ich meinen Patienten sage: „Seien Sie achtsam", dann wird das schnell mit „konzentrieren Sie sich" übersetzt. Und bei der Achtsamkeit geht es nicht um Konzentration alleine. Man könnte Achtsamkeit fast als das Gegenteil der Konzentration beschreiben (siehe Kasten auf Seite 155).

Aber gerade wegen der Verwirrung, was Achtsamkeit eigentlich ist, und der Verwechslung mit der Konzentration liebe ich den englischen Begriff der *mindfulness*. Beim Begriff *mind* schwingt nicht nur das Aufpassen mit, sondern auch die Seele, der Geist, die Denkweise und der Verstand.

Ursprünglich stammt die Achtsamkeit aus dem Buddhismus. Der Mediziner Jon Kabat-Zinn entwickelte in den späten 1970er-Jahren in Boston, USA, die westliche Form der Achtsamkeitsmeditation. Er nannte sie *Mindfulness Based Stress Reduction* oder kurz MBSR – also die Achtsamkeitsbasierte Stressreduktion.[11] Erstaunlich, denn Jon Kabat-Zinn ist nicht etwa ein verrückter Esoteriker in Mönchskutte – er ist Molekularbiologe, also ein Wissenschaftler, der sich eigentlich mit Zellen, Rezeptoren und Molekülen beschäftigt, den kleinsten Einheiten des menschlichen Körpers.[12]

Übungen der Achtsamkeit sehen von außen nicht sonderlich spektakulär aus. Wenn Sie mich bei meinen täglichen Übungen der Achtsamkeit beobachten würden, glaubten Sie wahrscheinlich, dass ich einfach nur lahm durch die Gegend laufe. Oder etwas abwesend auf meinem Brötchen herumkaue. Aber im Inneren meines Körpers ereignet sich ein wahres Feuerwerk positiver biologischer Wirkungen.

Der „meditative Kick", den wir bei der Meditation erleben können, ist wahrscheinlich nur eine Randerscheinung der Achtsamkeit. Forscher stellten sich nämlich die Frage, ob die rhythmische Hirnaktivität, die auch bei der Meditation auftritt, nicht sogar die Voraussetzung für den geordneten Denkablauf in unserem Gehirn sein könnte.[13] Und hier spielen die bei der Achtsamkeitsmeditation auftretenden Gamma-wellen scheinbar eine große Rolle. Diese schnellen Schwingungen könnten nämlich wie ein Dirigent in einem großen Orchester auf unser Gehirn wirken. Ein Dirigent, der es unterschiedlichen Hirngegenden ermöglicht, aus der Vielzahl der Reize, die unser Gehirn verarbeiten muss, die wichtigsten herauszufinden.

Man kann sich das wie ein Symphonieorchester vorstellen: Wenn die Streicher zum Beispiel besonders laut spielen und auf die Bläser keine Rücksicht nehmen, dann wird Beethovens 9. Symphonie vielleicht für Liebhaber von Geigen und Celli zur Bestätigung der eigenen Weltsicht, aber sicherlich kein musikalischer Genuss. Es braucht einen Taktgeber – jemanden, der das große Ganze im Blick behält. Und so ist das wohl auch in unserem Gehirn.

Übungen der Achtsamkeit helfen uns aber nicht nur, die Reize von außen besser zur verarbeiten. Sie unterstützen auch den Umgang mit der inneren Welt, nämlich unseren Emotionen. Untersuchungen mithilfe von funktionellen Kernspintomographen an Menschen, die Achtsamkeitsübungen durchführten, zeigten beispielsweise die Aktivierung des orbitofrontalen Cortex, eine Hirnstruktur oberhalb der Augenhöhlen, die für genau diese Emotionsverarbeitung verantwortlich ist.[14]

Da die Angst vor Ereignissen uns Stress bereitet und uns die Lebensfreude ganz schön vermiesen kann, ist es leicht vorstellbar, dass regelmäßige Achtsamkeitsübungen sehr gut für unsere Gesundheit sind.

Aber die Achtsamkeit ist keine Technik, die man so mal schnell nebenbei erlernen kann. Sie braucht regelmäßige Übungen, und deshalb fangen wir in dieser Glückskeks-Woche gleich damit an.

DURCHFÜHRUNG:

- Nehmen Sie sich eine einzelne Rosine.
- Legen Sie die Rosine auf Ihre flache Hand und betrachten Sie sie. Wie sieht sie aus? Ist sie flach oder rundlich? Wie

ist die Farbe? Ist sie nur braun, oder können Sie auch andere Farbtöne erkennen? Nehmen Sie das Gewicht der Rosine wahr? Ist sie warm oder kalt? Nehmen Sie sich Zeit für die Betrachtung. Entstehen vor Ihrem inneren Auge Bilder? Erinnern Sie sich an frühere Rosinen in Ihrem Leben? Wie weit ist die Rosine wohl gereist, bis sie hier auf Ihrer Hand liegt? Was würde wohl ein Außerirdischer denken, wenn er zum ersten Mal eine Rosine sieht?

- Nehmen Sie nun die Rosine zwischen Daumen und Zeigefinger. Fühlt sie sich weich an? Ist sie elastisch? Rollen Sie die Rosine zwischen den beiden Fingern hin und her. Wie fühlt sich das an? Verändert sich die Farbe, wenn man die Rosine hin und her dreht? Gibt es Runzeln auf der Oberfläche, oder ist sie eher glatt?

- Riechen Sie an der Rosine. Was riechen Sie? Riecht sie süß? Können Sie vielleicht noch den Geruch der Tüte wahrnehmen, aus der Sie die Rosine herausgenommen haben? Löst der Geruch in Ihnen Erinnerungen aus? Oder tiefe Gefühle? Oder riechen Sie vielleicht gar nichts? Was auch immer Sie wahrnehmen, beurteilen Sie es nicht – nehmen Sie es einfach nur wahr. Akzeptieren Sie die Rosine so, wie sie ist. Sie ist eine tolle Rosine.

- Schließen Sie die Augen, und fühlen Sie die Rosine. Verändert sich Ihre Wahrnehmung, wenn Sie die Augen geschlossen haben?

- Sie können die Augen gerne geschlossen halten oder sie wieder öffnen.

- Legen Sie nun die Rosine auf Ihre Zunge, aber zerkauen Sie sie noch nicht. Wie warm ist die Rosine? Wie schwer liegt sie auf der Zunge? Können Sie schon etwas schmecken? Spüren Sie schon das Verlangen, die Rosine zu zerkauen? Würden Sie gerne mehr von ihr schmecken?

- Beginnen Sie nun langsam mit dem Kauen. Aber erst nur einmal. Nehmen Sie dann den Geschmack der Rosine wahr. Hat er sich verändert? Wie fühlt sich nun Ihre Zunge an? Ist die Rosine noch genauso hart oder weich, wie sie davor war? Schmecken Sie einen süßen Geschmack? Wie fühlt sich das an? Vergleichen Sie den Geschmack mit anderen Geschmacksrichtungen, die Sie kennen. Ist er genauso süß wie Eiscreme oder vielleicht sogar süßer?

- Kauen Sie nun die Rosine 20- bis 30-mal im Mund. Achten Sie darauf, wie sich der Geschmack verändert. Wie lange können Sie auf der Rosine kauen, bis sie sich auflöst?
- Am Ende schlucken Sie die Rosine herunter. Welcher Geschmack bleibt im Mund zurück? Wie fühlt sich der Mund an? Wie Ihre Zunge?
- Denken Sie noch einmal darüber nach, wie sich das anfühlte, die Rosine achtsam zu essen. Hat sie anders geschmeckt, als hätten Sie sie „normal" gegessen? Waren Sie enttäuscht vom Geschmack? Oder war das die beste Rosine Ihres Lebens? Sind Ihre Gedanken während des Essens abgedriftet, oder konnten Sie sich voll auf das Erlebnis konzentrieren?
- Führen Sie diese Übung einmal täglich durch. Beobachten Sie, ob sich die Erfahrung im Laufe der Woche verändert. Schmecken die Rosinen jeden Tag gleich? Vielleicht möchten Sie die Übung ja auch mal mit Freunden zusammen machen?

ACHTUNG

Seien Sie (nur) achtsam!

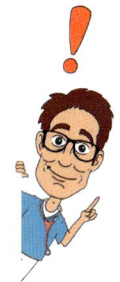

Wichtig: Es gibt bei dieser Übung kein Richtig und kein Falsch. Auch wenn Ihre Gedanken Ihnen davongeflogen sind, nehmen Sie das einfach nur wahr, und urteilen Sie nicht darüber. Es ist Ihre Erfahrung – Ihre Achtsamkeit. So, wie Sie das machen, ist es genau richtig. Das ist einer der Unterschiede zwischen Achtsamkeit und Konzentration. Sie können nichts falsch machen.

GLÜCKSKEKS 3

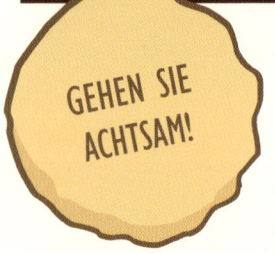

GEHEN SIE ACHTSAM!

AUFGABE DER WOCHE:

Bauen Sie die Geh-Meditation in Ihr Leben ein!

GRUND:

Achtsamkeit baut Stress ab und hat vielfältige positive gesundheitliche Wirkungen.

FÜR WEN IST DIESER KEKS BESONDERS GESUND?

- Für Menschen mit viel Stress.
- Für Menschen, die viele Sorgen haben.
- Für Menschen, die häufig grübeln.

WER SOLLTE DIESEN KEKS NICHT DURCHFÜHREN?

- Jeder sollte diesen Keks durchführen.

SCHWIERIGKEIT: ★   LEICHT

HINTERGRUND:

Über Achtsamkeitsübungen haben Sie in der letzten Keks-Woche (siehe Seite 154 ff.) schon einiges erfahren. Das Problem mit der Achtsamkeit ist nur, dass wir gerne vergessen, sie zu praktizieren. An den Sport erinnern uns die Turnschuhe im Flur, und immer wenn wir vor dem gefüllten Teller am Mittagstisch sitzen, erinnern wir uns daran, dass wir ja eigentlich auf unsere Ernährung achtgeben wollten. Wer erinnert uns aber an Achtsamkeit?

Daher macht es Sinn, Übungen der Achtsamkeit an normale Tätigkeiten des Alltages zu koppeln. Einerseits wird so der Einstieg in die jeweilige Übung erleichtert, andererseits sparen wir Zeit und Mühe, da wir bestimmte Tätigkeiten sowieso durchführen müssen – und dann können wir sie auch gleich mit Achtsamkeit ausführen.

Im Hier und Jetzt

Unsere Vergangenheit ist eine Erinnerung. Wir verändern sie in unseren Gedanken und machen sie für uns begreifbar. Wir ordnen unsere Erfahrungen und Gefühle in unserem autobiographischen Gedächtnis und bewahren uns so unser Selbstbild. Aber die Vergangenheit ist nicht unser Leben, wie es gerade stattfindet. Sie ist ein Abbild unseres vergangenen Lebens – und nicht einmal ein sehr korrektes.

Auch die Zukunft spielt in unserem Erleben eine wichtige Rolle – und das, obwohl sie noch nicht einmal stattgefunden hat. Aber unser Gehirn ist in der Lage, sich zukünftige Ereignisse auszumalen. Und das mehr oder weniger gut, aber auf jeden Fall sehr emotional. Wie oft bin ich schwierige Gespräche, die ich führen musste, vorher in meinem Kopf durchgegangen. Habe mich gesorgt und gegrämt, ohne dass das später folgende tatsächliche Gespräch auch nur annähernd so unangenehm war, wie mein Gehirn es mir prophezeite.

Aber sagen Sie das mal Ihrem Gehirn, mit seiner Tendenz, uns ständig unsere Vergangenheit wie einen Zerrspiegel vorzuhalten und die Zukunft mit den schrecklichsten Szenarien zu versehen.

Ein Ausweg aus diesem Problem ist die Achtsamkeit, die uns im Hier und Jetzt verankern soll. Genau an diesem Ort und in dieser Zeit, wo unser ganzes Leben stattfindet.

Der vietnamesische Mönch Thich Nhat Hanh hat verschiedene Achtsamkeitsmeditationen auch in der westlichen Welt bekannt gemacht.[15] Eine seiner bekanntesten Übungen ist die Geh-Meditation. Sie ist eine Form des Kinhin, einer Meditationsübung des Zen-Buddhismus, bei der die Übenden im Kreis laufen und bei jedem Einatmen und bei jedem Ausatmen einen Schritt tun.[16]

WISSEN

Die Geh-Meditation

Thich Nhat Hanh beschreibt in seinem Buch „Ich pflanze ein Lächeln" die Geh-Meditation wie folgt:

„Wir denken nicht an die Zukunft, denken nicht an die Vergangenheit und genießen einfach den gegenwärtigen Augenblick. […] Wir gehen, wir machen Schritte, als seien wir der glücklichste Mensch auf der Welt. […] Ab und zu, wenn wir etwas Schönes erblicken, möchten wir vielleicht stehenbleiben und es uns ansehen – einen Baum, eine Blüte, Kinder beim Spielen. Während wir schauen, bleiben wir […] bei unserem Atem, weil uns sonst die schöne Blüte verlorengeht und wir uns in unseren Gedanken verstricken. Jeder Schritt, den wir tun, bringt einen kühlen Windhauch, der Körper und Geist erfrischt. Jeder Schritt lässt eine Blüte unter unseren Füßen aufleuchten. Das geht nur, wenn wir weder an die Zukunft noch an die Vergangenheit denken, wenn uns klar ist, dass das Leben nur im gegenwärtigen Moment zu finden ist."[17]

Die Geh-Meditation muss man allerdings nicht im Gänse-
marsch in einer Gruppe Mönche durchführen. Die Geh-Meditation ist eine Übung für den Alltag. Sie ist wie ein Spaziergang, der entspannt, aber achtsam durchgeführt wird.

Ursprünglich ist der Sinn des Gehens bei der Geh-Meditation
zwar das Gehen selbst und nicht das Ankommen an einem
bestimmten Ort. Für die tägliche Übung der Achtsamkeit können wir aber durchaus Strecken mit einem Ziel für unsere Meditationsübung nutzen. Also zum Beispiel den Weg zum Bus
oder zwischen den Einkaufsregalen im Supermarkt. Ein wichtiger Punkt der Keks-Entscheidungen ist ja die einfache
Durchführbarkeit und die Anwendbarkeit im normalen Alltag.
Und hier bietet sich die Geh-Meditation an.

DURCHFÜHRUNG:

- Gehen Sie eine Strecke Ihres Tages, die Sie sowieso gehen müssen, mit großer Achtsamkeit.
- Werden Sie sich jeden Schrittes bewusst. Spüren Sie den
  Boden unter Ihren Füßen. Nehmen Sie die Schuhe war.
  Wie fühlen sie sich an? Beengen Sie Ihren Schritt oder
  umhüllen sie Ihren Fuß schützend?
- Gehen Sie schnell oder eher langsam? Strengt es Sie gerade an, oder fühlen Sie sich durch das Laufen beschwingt?
  Wie weit müssen Sie die Knie beugen, um den Schritt zu
  machen? Ist zu jedem Zeitpunkt mindestens ein Fuß auf
  dem Boden, oder laufen Sie so schnell, dass auch zeitwei-
  se beide Füße den Boden verlassen haben?
- Wie hat sich Ihre Atmung dem Gehen angepasst? Versuchen Sie, nicht die Atmung zu verändern, während Sie sie
  wahrnehmen. Gelingt Ihnen das?
- Wie viele Schritte machen Sie beim Einatmen und wie viele beim Ausatmen?
- Wie ist der Weg beschaffen, den Sie laufen? Geht es
  leicht bergauf, oder ist die Strecke eben? Ist der Boden
  hart, oder gibt er Ihren Schritten nach? Ändert sich der
  Bodenbelag im Lauf der Strecke?

GLÜCKSKEKS 4

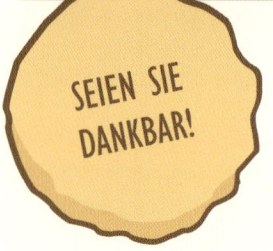

SEIEN SIE DANKBAR!

AUFGABE DER WOCHE:

Erstellen Sie eine Liste mit den Dingen, über die Sie dankbar sind. Jeden Tag.

GRUND:

Dankbarkeit ist eine wichtige Glücksstrategie.

FÜR WEN IST DIESER KEKS BESONDERS GESUND?

• Dieser Keks ist für jeden gesund.

WER SOLLTE DIESEN KEKS NICHT DURCHFÜHREN?

• Jeder sollte diesen Keks durchführen.

SCHWIERIGKEIT: MITTEL

HINTERGRUND:

Wenn uns Glück widerfährt, sind wir dafür dankbar. Was viele aber nicht wissen – andersherum ist es genauso: Wenn wir dankbar sind, widerfährt uns Glück! Natürlich gewinnen wir nicht im Lotto, nur weil wir unsere Dankbarkeit ausdrücken. Es geht nicht um das natürliche Glück, das einsetzt, wenn das Leben es mal gut mit uns meint. Es geht um das selbst gebaute Glück, das Glücksempfinden in unserem Inneren – das Glück, das unser Lebensgefühl ausmacht und andauert.

Die amerikanischen Psychologen Dr. Robert A. Emmons und Dr. Michael E. McCullough führten 2003 eine Studie zum Thema Dankbarkeit durch[18]:

Sie baten die Teilnehmer Ihrer Untersuchung, jede Woche ein paar Sätze aufzuschreiben, worüber sie dankbar waren. Eine zweite Gruppe sollte aufschreiben, was ihnen diese Woche nicht so gefallen hatte. Und eine dritte Gruppe sollte einfach irgendetwas aufschreiben, egal ob dankbar oder nicht.

Nach zehn Wochen wurde die Studie ausgewertet. Vielleicht erstaunt es Sie nicht, dass die Gruppe der Dankbaren sich insgesamt besser fühlte als die der Pessimisten oder der „neutralen" Teilnehmer. Aber nicht nur das Wohlbefinden stieg, die dankbaren Teilnehmer gingen insgesamt auch seltener zum Arzt und trieben mehr Sport. Denn Seele und Körper bilden doch irgendwie eine Einheit.

DURCHFÜHRUNG:

* Nehmen Sie sich jeden Abend, bevor Sie ins Bett gehen, zehn Minuten Zeit.
* Schreiben Sie auf einem DIN-A4-Blatt alles auf, was Ihnen am vergangenen Tag Gutes passiert ist.
* Was hat Ihnen gefallen?
* Wofür sind Sie dankbar?
* Welche Menschen haben Sie heute positiv beeindruckt?
* Was hat Sie inspiriert?

- Worüber sind Sie generell dankbar in Ihrem Leben?
- Hören Sie nicht auf zu schreiben, bis die zehn Minuten vorüber sind. Wenn Ihnen nichts mehr einfällt, können Sie sich auch gerne wiederholen.
- Wenn es Ihnen leichter fällt, können Sie auch einen Dankesbrief an eine Person schreiben. Sie müssen diesen Brief auch nicht unbedingt abschicken – es reicht, wenn Sie Ihre Gedanken sammeln und zu Papier bringen.
- Machen Sie sich bitte die Mühe, Ihre Gedanken zu Papier zu bringen. Das Aufschreiben intensiviert die Erfahrung und führt, wie man weiß, zu besseren Ergebnissen. Oder einfacher gesagt: Schreiben macht Sie glücklicher!

„Raus aus dem Stress" II

Im Rahmen meiner Sendung „Raus aus dem Stress" im WDR-Fernsehen führten wir ein weiteres Experiment durch. Wir gingen auf eine Bowlingbahn und teilten die Teilnehmer in zwei Gruppen auf. Meine Co-Moderatorin Frau Dr. Sabine Schonert-Hirz, eine ausgewiesene Anti-Stress-Expertin – im Fernsehen auch bekannt als Frau Doktor Stress – leitete das eine Team, und ich übernahm die Führung der anderen Gruppe.

Zunächst erhielten wir alle eine kurze Einführung in den Sport von einem professionellen Bowlingtrainer. Es wurde uns gezeigt, welche Schritte wir machen sollten, wie die Kugel zu halten ist und wie man sie am besten über die Bahn schiebt. Sabine und ich hatten jeweils ein Klemmbrett mit Zetteln und sollten die Leistungen der Gruppe bewerten.

Was die Teilnehmer nicht wussten: Die Gruppe von Frau Doktor Stress sollte sich auf ihre Erfolge konzentrieren. Nach jedem Wurf fragte Sabine, was daran so toll war. Die Teilnehmer reflektierten, was sie schon alles gelernt hatten, und betrachteten ihre Fortschritte, ganz gleich, ob der Wurf nun die Pins getroffen hatte oder nicht.

Ganz anders in meiner Gruppe. Ich fragte nach jedem Wurf, was schlecht daran war. Ich führte daher die Aufmerksamkeit meiner Gruppe auf die Probleme, die das Spiel mit sich brachte. Auch wenn der Wurf toll war, fragte ich, was der Teilnehmer falsch gemacht hatte. Auch wenn alle Pins getroffen wurden, nörgelte ich herum und fragte, was man denn zum Beispiel an der Schritt-Technik hätte verbessern können.

Ich muss es wahrscheinlich nicht extra erwähnen: Meine Gruppe fing an, mich zu hassen. Aber sie hassten nicht nur mich, sie hassten auch sich selber. Während Sabines Gruppe sich gegenseitig begeistert anfeuerte und vor Glück umarmte, motzten sich meine Teilnehmer an und schoben sich gegenseitig die Schuld für ein schlechtes Spiel in die Schuhe.

Natürlich verlor meine Gruppe haushoch, obwohl es sicherlich nicht die schlechteren Spieler waren.

Am Ende des Experimentes klärten wir natürlich auf, was schuld an dem Ergebnis war. Wir erklärten das Problem der Fokussierung auf das Negative und die Folgen, die dies mit sich bringt. Aber glauben Sie nicht, dass das die Stimmung gebessert hätte. Meine Teilnehmer konzentrierten sich weiterhin auf das Schlechte des vergangenen Bowlingspiels, den furchtbaren Drehtag, die gesamte letzte Woche und die Fernsendung an sich, die ja überhaupt keinen Sinn machen würde, und überhaupt …

Sabine und ich waren überrascht, dass eine halbe Stunde Bowlingspiel die Wahrnehmung der Teilnehmer so stark verändern konnte. Das hatten wir beide nicht in diesem Ausmaß erwartet.

Unser Gehirn macht uns glücklich – oder halt unglücklich. Sie haben es, zumindest teilweise, in der Hand.

GLÜCKSKEKS 5

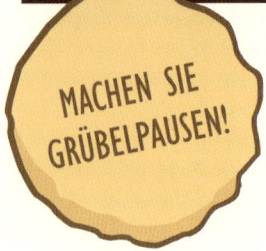

MACHEN SIE GRÜBELPAUSEN!

AUFGABE DER WOCHE:

Nehmen Sie sich am Tag etwas Zeit, um zu grübeln.

GRUND:

Aufgestauter Ärger und Sorgen belasten uns.

FÜR WEN IST DIESER KEKS BESONDERS GESUND?

- Für Menschen mit Schlafstörungen.

- Für Menschen mit Ängsten.

- Für Menschen, die viel Stress haben.

WER SOLLTE DIESEN KEKS NICHT DURCHFÜHREN?

- Jeder sollte diesen Keks durchführen.

SCHWIERIGKEIT: MITTEL

HINTERGRUND:

Wenn Patienten in meine Sprechstunde kommen und über Schlafstörungen klagen, frage ich sie immer, ob sie am Tag genügend grübeln. Ich ernte dann immer erstaunte Blicke: „Was hat Grübeln denn mit Schlafstörungen zu tun?"

Nun, ich gebe ja zu, es ist nicht sonderlich erstrebenswert, zu grübeln. Und in einem stressigen Alltag auch nicht immer leicht, Zeit dafür zu finden. Ich kann schließlich meinem Chef nicht einfach sagen: „Ich geh mal für fünf Minuten raus auf den Balkon zum Grübeln." Das schickt sich nicht. Aber genau solche Momente sind äußerst wichtig für unser Seelenheil – und unser Glück.

Ein Beispiel — zwei verschiedene Reaktionen

Nehmen wir ein Beispiel, bei dem Grübelpausen sinnvoll wären: Stellen Sie sich vor, Sie sitzen im Büro, denken nichts Böses und plötzlich kommt Ihr Chef herein. Er meckert Sie an und wirft Ihnen Dinge vor, für die Sie nichts können. Was passiert jetzt in Ihrem Inneren?

Reaktion 1

Nun, zunächst einmal hören Sie sich an, was Ihr Chef Ihnen an den Kopf wirft. Aber Sie machen sich auch so Ihre Gedanken. Während Sie also Ihrem Chef zuhören, denken Sie sich Ihren Teil. Und wahrscheinlich denken Sie nicht nur, sondern haben auch Gefühle dabei. Und die Emotion, die Sie überfallen wird, ist wahrscheinlich Wut. Eine ganz normale Reaktion übrigens auf eine grundlose Beschuldigung.

Nun hat der Mensch aber über viele tausend Jahre gelernt, wie er mit Wut umgehen soll: Er nimmt eine Keule in die Hand und haut kräftig zu!

„Was für eine schlechte Idee in einem Großraumbüro", denken Sie sich, und haben damit natürlich recht. Sie steuern also mit bewussten Gedanken gegen die natürliche Emotion, schlucken Ihren Ärger herunter, lächeln und gehen am Abend mit den Kollegen in eine Bar und schimpfen über den Chef.

Lassen Sie sich gesagt sein: Das ist ein sehr gesundes Verhalten. Ihr Chef kommt nicht ins Krankenhaus, Sie kommen nicht ins Gefängnis und behalten Ihren Job. Aber warum konnten Sie so überlegt handeln? Weil Sie eine kurze Grübelpause hatten! Die kurzen Millisekunden einer Pause in Ihrem Kopf reichten aus, das Leben Ihres Chefs und Ihre Zukunft zu retten.

Fatalerweise finden diese Grübelpausen aber nicht immer statt. Häufig läuft so eine Situation anders ab:

Reaktion 2

Ihr Chef kommt in Ihr Büro und beschimpft Sie. Aber Sie empfinden keine Wut. Ihr Unterbewusstsein schützt Sie vor der Wut und deren Folge (das mit der Keule), noch bevor Sie darüber nachgrübeln konnten. Ihr Unterbewusstsein verfolgt eine andere Strategie: Es ersetzt das Gefühl „Wut" einfach durch ein anderes Gefühl, etwa „Angst". Jetzt brauchen Sie keine Keule, denn Sie sitzen erstarrt auf Ihrem Stuhl. Ihr Chef ist gerettet, Ihre Karriere auch – aber Ihre Seele leidet.

Es kann nun aber sein, dass sich die Angst verselbstständigt und es Ihnen jedes Mal, wenn Sie das Wort „Chef" nur hören, eiskalt über den Rücken läuft. Irgendwann wissen Sie dann gar nicht mehr, warum Sie immer Angst haben, wenn Sie Männer im Anzug sehen, und müssen eine Psychotherapie machen, bei der dann haarklein aufgearbeitet wird, wann das mit der Angst eigentlich losging: Damals, im Büro ...

Da wir also nicht immer und automatisch Pausen zum Grübeln einlegen können – gerade in Situationen, die uns Stress bereiten, ist dafür häufig kein Raum –, macht es Sinn, diese Momente der Reflexion zu einem späteren Zeitpunkt nachzuholen, damit uns nicht die Ersatzgefühle überwältigen – damit wir weiter Wut als Wut und Angst als Angst wahrnehmen.

Wenn wir nämlich keine Grübelzeit haben, dann holt sich unsere Seele diese einfach von alleine. Und zwar zu den Zeiten, die unsere Psyche für sinnvoll erachtet: wenn wir im Bett liegen und augenscheinlich endlich einmal Zeit dafür haben. Schade nur, dass Sie eigentlich schlafen wollten. Das interessiert unser Unterbewusstsein aber nicht, und schon liegen Sie stundenlang wach und wälzen Probleme.

DURCHFÜHRUNG:

- Nehmen Sie sich jeden Tag ein bisschen Zeit zu grübeln, aber machen Sie das nicht abends im Bett kurz vor dem Einschlafen.
- Die Grübelzeit ist keine Problemlösungszeit. Suchen Sie nicht nach Lösungen für Probleme. Geben Sie Ihrem Gehirn einfach die Zeit, zu denken, was es gerade will.
- Am leichtesten fällt mir das Grübeln, wenn ich mich dabei bewege, beispielsweise beim Joggen. Nutzen Sie einfach einen Spaziergang durch die Natur zum Grübeln: keine Musik auf Kopfhörern, keine Gespräche am Handy, nur Sie und Ihr Gehirn alleine in der Natur. Seien Sie gespannt, was Ihnen so alles durch den Kopf geht!
- Lassen Sie alle Gedanken und Gefühle zu, und bewerten Sie nicht, was da auf Sie zufliegt. Lassen Sie die Gedanken kommen und gehen. Sie müssen nicht aktiv nach Lösungen suchen. Auch dafür gibt es eine Zeit – aber nicht Ihre Grübelzeit.

Der Seele Zeit geben

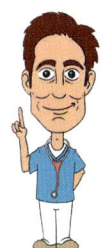

Ich habe mal von Indianern gelesen, die immer, wenn sie eine Reise unternehmen, alle fünf Meilen am Straßenrand eine Zeit lang sitzen bleiben – damit die Seele genügend Zeit hat, nachzukommen. Machen Sie es wie die Indianer. Setzen Sie sich an den Straßenrand des Lebens, und geben Sie Ihrer Seele etwas Zeit.

GLÜCKSKEKS 6

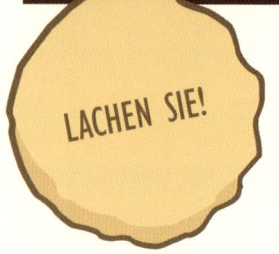

LACHEN SIE!

AUFGABE DER WOCHE:

Lachen Sie, auch wenn Sie nichts zu lachen haben!

GRUND:

Lachen ist gesund, auch wenn wir nur so tun.

FÜR WEN IST DIESER KEKS BESONDERS GESUND?

- Für alle Menschen.

WER SOLLTE DIESEN KEKS NICHT DURCHFÜHREN?

- Jeder sollte diesen Keks durchführen.

SCHWIERIGKEIT: LEICHT

HINTERGRUND:

Lachen ist die beste Medizin. Aber warum ist Lachen eigentlich gesund? – Es gibt einen ganzen Zweig der Wissenschaft, der sich mit den Auswirkungen des Lachens beschäftigt: die Gelotologie.[19] Und das ist eine sehr komplizierte Wissenschaft. Denn Lachen ist nicht gleich Lachen. Verhaltensforscher unterscheiden immerhin 18 verschiedene Formen des Lächelns, aber nur eine davon ist tatsächlich der Ausdruck von ehrlichem Vergnügen.

Wir lachen aus verschiedenen Gründen: aus Freude, aus Aggression, aufgrund sexueller Erregung. Wir lachen Menschen aus oder lächeln jemandem zur Begrüßung zu. Wir lachen, wenn wir gekitzelt werden oder wenn wir Angst haben.

Lach-Yoga

Das Lachen macht man sich auch beim Lach-Yoga zunutze. 1995 gründete der indische Arzt Dr. Madan Kataria einen Lachclub, um die vielfältigen gesundheitlichen Effekte des Lachens zu nutzen.[20]

Sein Vorgehen war einfach: Er ging eines Morgens in den Park seiner Heimatstadt Bombay und fing an, wildfremden Leuten seine Idee zu erklären.

Erinnern Sie sich an die Geschenktour durch das Einkaufszentrum beim ersten Glückskeks (siehe Seite 151 f.)? Die Teilnehmer unseres Fernseh-Experiments ernteten ungläubige Blicke von den Beschenkten. Stellen Sie sich einmal die Blicke vor, die Dr. Kataria geerntet haben muss, als er den Menschen seine Idee eines Lachclubs erklärte.

Aber er fand tatsächlich vier Leute, die bereit waren mitzumachen. Also begannen sie damit, sich gegenseitig Witze zu erzählen. Es wurde viel gelacht, und die kleine Gruppe ging nach ihren Treffen energiegeladen nach Hause. Das sprach sich herum, und die Gruppe wurde immer größer. Nach einiger Zeit trafen sich rund 50 Teilnehmer jeden Morgen im Park, um gemeinsam zu lachen.

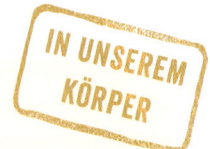

Auswirkungen des Lachens

- **Lachen verändert unsere Gedankenwelt.**
  Nicht nur unser Gesicht lockert sich, wenn wir lachen, sondern auch unsere Gedanken. Wir ändern unsere Sicht auf die Dinge. Es können neue Lösungen für Probleme gefunden werden, und die eigene Situation kann neu überdacht werden.

- **Lachen macht uns fröhlicher.**
  Menschen, die viel lachen, sind kontaktfreudiger und begegnen ihrer Umwelt offener. Lachen macht uns Mut, neue Erfahrungen zu sammeln und auf andere Menschen zuzugehen. Dadurch hilft uns das Lachen, neue soziale Kontakte zu knüpfen.

- **Lachen entspannt.**
  Lachen kann so wirksam sein wie ein Entspannungstraining. Es soll bei Männern die Potenz steigern und allgemein die Kreativität fördern. Lachen schüttet Glückshormone, sogenannte Endorphine, aus.

- **Lachen tut unserem Körper gut.**
  Lachen verbessert die Durchblutung und beugt Herz-Kreislauf-Erkrankungen vor. Es erweitert das Endothel, das die Innenseite unserer Arterien auskleidet, und reguliert die Spannung der Gefäße.
  Lachen verbessert unsere Immunabwehr und stimuliert die T-Killer-Zellen der weißen Blutkörperchen.

- **Lachen hilft gegen Schmerzen.**
  Der Körper schüttet durch Lachen 27 Prozent mehr Endorphine aus – natürliche Schmerzkiller unseres Körpers.

- **Lachen geht sogar in die Muttermilch über.**
  Bei Babys mit Ekzem beobachteten Forscher, dass sich der Hautausschlag beim Säugling besserte, wenn die Mutter vor dem Stillen gelacht hat.

Das Interessante am Lachen ist, dass wir dafür eigentlich gar keinen Grund brauchen. Wir können einfach so tun, als würden wir von ganzem Herzen lachen, und irgendwann verselbstständigt sich das. Sie kennen das bestimmt aus der Schulzeit. Wenn einer mit dem Kichern anfing, lachte bald die ganze Klasse – zum Leidwesen des Lehrers, der sich seltsamerweise meistens nicht anstecken ließ.

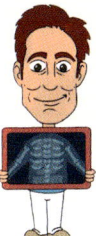

Aber irgendwann gingen der Gruppe die Witze aus. So beschloss Dr. Kataria, man könnte doch auch ohne Witze lachen. Denn er wusste, dass es egal ist, ob das Lachen gespielt oder echt ist – gesundheitliche Wirkungen treten bei beiden Lachformen auf.

So fing die Gruppe an, auch ohne Grund zu lachen. Erst zaghaft, dann immer mehr und schließlich von ganzem Herzen.

Wenn Sie eine Gruppe von Dr. Kataria beim Lach-Yoga sehen wollen, besuchen Sie mal seine Internetseite: http://www.laughteryoga.org

Sie finden dort ein Video des Jalvayu Laughter Club Noida in Indien. Aber Vorsicht: Lachen ist ansteckend![21]

Auch die Wissenschaft bestätigt, dass gespieltes Lachen gesund ist. Der iranische Wissenschaftler Dr. Mohsen Yazdani führte mit Krankenpflegeschülern regelmäßig Lach-Yoga durch. Zweimal in der Woche sollten die Schüler für jeweils eine Stunde das Lachen trainieren. Nach nur vier Wochen steigerte sich die allgemeine Gesundheit der Studienteilnehmer. Schlafstörungen ließen nach, ebenso ängstliche Verstimmungen und Depressionen.[22] Grund genug, diese Glückskeks-Woche lachend zu verbringen! Und so geht's:

DURCHFÜHRUNG:

- Nehmen Sie sich jeden Tag zehn Minuten Zeit, grundlos zu lachen.
- Lachen Sie aus vollem Hals, auch wenn es Ihnen peinlich ist.
- Wenn Sie Schwierigkeiten haben, zu lachen, dann machen Sie Geräusche, als würden Sie lachen. Atmen Sie tief ein und lachend aus.
- Sprechen Sie die Silben „ho-ha-ha" und klatschen dabei rhythmisch in die Hände.
- Stellen Sie sich locker und aufrecht hin. Fangen Sie erst mit einem Kichern an und werden dann langsam lauter. Halten Sie sich ruhig Ihren Bauch, damit Sie die Vibrationen spüren können.
- Sie können die Übungen auch gerne mit Freunden zusammen durchführen, denn Lachen ist ansteckend – auch wenn es nur gespielt ist.
- Besonders gut funktioniert Lach-Yoga übrigens mit Kindern. Denn Kinderlachen ist besonders ansteckend.

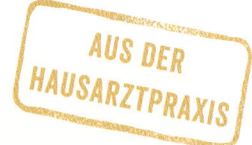

AUS DER HAUSARZTPRAXIS

Lachen ist ansteckend

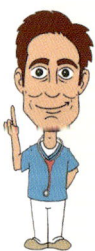

Auch in meiner Fernsehsendung „Raus aus dem Stress" führten wir das Lach-Yoga mit unseren Teilnehmern durch. Ich konnte mir anfänglich nicht vorstellen, dass unter dem Stress der laufenden Kameras überhaupt jemand herzhaft lachen würde. Aber weit gefehlt: Wir lachten nach kurzer Zeit alle Tränen. Es stimmt: Lachen ist ansteckend – egal in welcher Situation. Also probieren Sie es auch einmal aus und stecken andere mit Ihrem Lachen an!

IHR NEUES LEBEN MIT KEKSEN

Herzlichen Glückwunsch, dass Sie bis hier durchgehalten haben! Sie haben vielleicht den größten Schritt Ihres Lebens in Richtung Gesundheit gemacht, denn Sie haben die wichtigsten Bereiche in Ihrem Leben mit gesunden Mikroentscheidungen gefüllt:

- **Sie ernähren sich gesünder.**
  Sie verzichten auf krankmachende Lebensmittel und genießen trotzdem die Vielfalt der Nahrung, die uns zur Verfügung steht. Sie haben vielleicht sogar schon begonnen, sich Ihrem Wunschgewicht zu nähern.

- **Sie sind aktiver geworden.**
  Vielleicht haben Sie sogar mit regelmäßigem Sport begonnen. Auf jeden Fall achten Sie auf mehr Bewegung im Alltag. Sie versuchen, Momente der Inaktivität so kurz wie möglich zu halten.

- **Sie lachen mehr und sind achtsamer.**
  Auch wenn Sie nicht regelmäßig meditieren, achten Sie mehr auf Ihre Umwelt und Ihren Körper. Sie versuchen häufiger, im Hier und Jetzt zu bleiben. Sie machen sich und anderen Menschen öfter eine Freude und achten auf genügend Grübelpausen.

Aber der Weg zu mehr Gesundheit dauert ein ganzes Leben an. Die Übungen der Keks-Kur sind nur der Anfang. Sie müssen ein Leben lang fortgeführt werden und dürfen gerne durch neue Übungen ergänzt werden.
Mein Tipp: Vielleicht denken Sie sich ja selber Keksübungen aus oder entwickeln meine Übungen weiter. Wichtig ist nur, dass man am Ball bleibt und mit Freude kleine Dinge für seine Gesundheit macht.

Gemeinsam sind wir stärker

Vieles macht in der Gruppe mehr Spaß als alleine. Ein wesentlicher Erfolg von Abnehmgruppen zum Beispiel ist ja, dass andere einen im Blick behalten, während man abnimmt. Vielleicht führen Sie ja die Keks-Strategie zusammen mit Ihrer Familie durch. Oder mit Freunden. Sie können auch eine Keks-Gruppe in Ihrer Gemeinde gründen und gemeinsam mit Mikroentscheidungen Ihr Leben verbessern.

Ich freue mich übrigens über Ihre Erfahrungen mit den Keksen. Vielleicht haben Sie ja Lust, mit mir und anderen Keks-Anhängern darüber zu diskutieren. Sie können das im Internet tun. Ich habe dafür eine offizielle Keks-Seite eingerichtet: http://www.keksentscheidung.de

Sie können mir auch gerne persönlich schreiben. Ich freue mich immer über Post von Ihnen:

Dr. Carsten Lekutat
Er & Ich Verlags GmbH
Maximilianstraße 21
86150 Augsburg

carsten.lekutat@keksentscheidung.de

EIN WORT ZUM SCHLUSS

Und eine Sache liegt mir zum Schluss noch am Herzen: Älterwerden ist nicht immer leicht. Und nicht jeder hat das Glück, auch noch als betagter Mensch in den eigenen vier Wänden ein glückliches Leben zu führen. Als Hausarzt mache ich häufig Besuche in Pflegeheimen und Einrichtungen für betreutes Wohnen. Ich zerbreche mir dann regelmäßig den Kopf darüber, wie man die Keks-Strategie auch in diese Orte tragen kann. Es ist niemals zu spät, gesunde Entscheidungen zu treffen, mögen sie auch noch so klein sein.

Was mir bei meinen Besuchen in den Pflege- und Altenheimen besonders weh tut ist das Fehlen von Kinderstimmen. Das klingt zunächst vielleicht etwas seltsam – warum sollten Kinderstimmen in Altenheimen sein?

Aber viele Generationen lang wurden Menschen im Kreis ihrer Familie alt. Sie halfen der jüngeren Generation, von der sie wiederum gepflegt wurden. In der heutigen Zeit ist das aus verschiedenen Gründen nicht mehr der Fall.

Bei meiner Pflegeheim-Visite träume ich häufig davon, dass die Altenheimflure von Kinderlachen erfüllt sind. Was würde so ein Heim doch an Schrecken verlieren! Könnte das Kinderlachen vielleicht auch ein Lächeln in die Gesichter der Bewohner zaubern?

Ich denke schon. Und ein kleines Lächeln ist der Beginn von Glück.

Nicht Keks, sondern Krümel

Ich habe daher mit Freunden den Verein Krümel e.V. ins Leben gerufen. Ich will gar keine ganzen Kekse in die Alten- und Pflegeheime bringen. Mir reichen Krümel aus. Und zwar Krümel aus Kindergärten und Grundschulen. Die Kinder übernehmen Patenschaften für alte Leute in Pflege- und Altenheimen. Sie lernen dadurch, Verantwortung zu übernehmen. Sie erfahren den Umgang mit dem Alter und verstehen, dass unser Leben etwas Kostbares ist – und endlich.

Und sie bringen Lachen und Geschichten in das Pflegeheim. Die Kinder, die bereits lesen können, werden zu Geschichtenerzählern. Sie tragen ein Stück Leben in das Heim und üben ganz nebenbei ihre Lesefertigkeiten und verlieren ihre Scheu vor dem Vorlesen.

Die Kinder, die noch nicht lesen können, bringen Lieder oder Fantasiegeschichten zu den Alten. Aber sie können auch von den alten Menschen die Lieder lernen, die man früher gesungen hat, und sie gemeinsam mit ihnen singen.

Wenn Sie an der Arbeit von Krümel e.V. interessiert sind, dann besuchen Sie den Verein doch auf Facebook: http:// www.facebook.de/kruemelverein

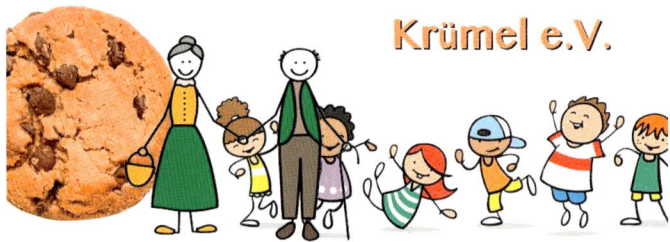

Ich danke Ihnen, dass Sie mir das Vertrauen entgegengebracht haben, das Buch bis hierhin zu lesen. Ich hoffe, ich konnte Sie ein wenig mit meinen besten Hausarzt-Tipps von einem gesunden Leben begeistern.

Vielleicht treffen wir uns ja irgendwann einmal persönlich und essen einen Keks gemeinsam – für ein gesünderes Leben.

Ihr Dr. Carsten Lekutat

Quellenverzeichnis

Kekse für Ihre Gesundheit

1 Journal of Personality and Social Psychology, 2012, Vol. 102, No. 6, 1318–1335
2 http://www.rki.de/DE/Content/Gesundheitsmonitoring/Gesund-heitsberichterstattung/GBEDownloadsB/Geda09/chronisches_kranksein.pdf?__blob=publicationFile
3 http://www.krebsgesellschaft.de/onko-internetportal/basis-infor-mationen-krebs/bewusst-leben/rauchen-zahlen-und-fakten.html
4 Beispielsweise: Rocz Panstw Zakl Hig. 2014; 65(1):9–14
5 Zum Beispiel: J Acad Nutr Diet. 2013 Dec; 113(12):1610–9
6 http://www.welt.de/wissenschaft/article4505535/Denken-benoetigt-weniger-Energie-als-gedacht.html
7 http://www.huffingtonpost.com/james-clear/forming-new-habits_b_5104807.html
8 How are habits formed: Modelling habit formation in the real world, Phillippa Lally, Cornelia H. M. van Jaarsveld, Henry W. W. Potts and Jane Wardle, European Journal of Social Psychology, Volume 40, Issue 6, pages 998–1009, October 2010

Die Keks-Strategie

1 A Neostriatal Habit Learning System in Humans. Knowlton et al, Science 273. S. 1399–1402, 1996
2 Striatal Activation During Acquisition of a Cognitive Skill. Poldrack et al, Neuropsychology 13, S. 564–574, 1999
3 The power of self-control, By Kirsten Weir, January 2012, Vol 43, No. 1, American Psychological Association
4 Welcome to your Child's Brain: Die Entwicklung des kindlichen Ge-hirns von der Zeugung bis zum Reifezeugnis. Sandra Aamodt und Samuel Wang, ISBN-13: 978-3406640698

Ernährungskekse

1 http://www.dw.com/de/so-reagiert-der-körper-auf-hunger/a-6641241
2 http://www.welt.de/gesundheit/article134578693/Fettleibig-keit-wird-zur-neuen-Epidemie-der-Armen.html
3 DP. Burkitt, HC. Trowell: Dietary fibre and western diseases. In: Ir Med J., 1977 Jun 18, 70(9), S. 272–277
4 http://www.dsl-mangelernaehrung.de
5 http://www.gesundheitsamt.bremen.de/detail.php?gsid=bremen125.c.3806.de#Therapie
6 Sat.1-Frühstücksfernsehen am 19.05.2014
7 Die dritte Defension wegen des Schreibens der neuen Rezepte. In: Septem Defensiones 1538. Werke Bd. 2, Darmstadt 1965, S. 510

8 Stamler J, Rose G, Stamler R, Elliott P, Dyer A, Marmot M. INTER-SALT study findings: public health and medical care implications. Hypertension 1989; 14:570–7

9 He FJ, Li J, MacGregor GA. Effect of longer-term modest salt reduction on blood pressure. Cochrane Database of Systematic Reviews 2013, Issue 4. Art. No.: CD004937. DOI: 10.1002/14651858. CD004937.pub2

10 http://www.welt.de/wissenschaft/article13483247/Im-Gehirn-wirkt-Salz-genau-wie-Heroin-und-Kokain.html

11 http://www.zeit.de/lebensart/essen-trinken/2010-10/salzgehalt-fertignahrung

12 Blais CA, Pangborn RM, Borhani NO, Ferrell MF, Prineas RJ, Laing B. Effect of dietary sodium restriction on taste responses to sodium chloride: a longitudinal study. Am J Clin Nutr 1986; 44:232–43

13 Tracking study about adenovirus 36 infection: increase of adiposity, J Microbiol Biotechnol. 2015 Oct 2. doi: 10.4014/jmb.1509.09003

14 http://www.sciencebuzz.org/blog/too-much-air-conditioning-can-lead-obesity

15 http://www.reuters.com/article/2010/06/10/us-work-obesity-idUSTRE6595J020100610

16 The link between short sleep duration and obesity: we should recommend more sleep to prevent obesity, Arch Dis Child 2006; 91:881–884. doi: 10.1136/adc.2005.093013

17 http://www.livescience.com/35004-does-getting-your-tonsils-out-make-you-fat.html

18 http://www.livescience.com/8756-leaving-night-light-weight-gain.html

19 http://www.pharmazeutische-zeitung.de/index.php?id=28994

20 nach: http://www.assmann-stiftung.de/wp-content/uploads/2013/05/austauschtabelle.pdf

21 https://www.dge.de/ernaehrungspraxis/vollwertige-ernaehrung/10-regeln-der-dge/ (abgerufen am 28.11.2015 um 20:45 Uhr)

22 https://de.wikipedia.org/wiki/Sekundäre_Pflanzenstoffe (abgerufen am 28.11.2015 um 20:55 Uhr)

23 https://www.fitundgesund.at/essen-nach-den-regenbogenfarben-artikel-1748

24 http://www.spiegel.de/gesundheit/ernaehrung/frueher-tod-verar-beitetes-fleisch-schadet-offenbar-der-gesundheit-a-887454.html (abgerufen am 29.11.2015 um 10:30 Uhr)

25 https://de.wikipedia.org/wiki/Karzinogen

26 IARC Monographs evaluate consumption of red meat and processed meat, Lyon, France, 26 October 2015 , PRESS RELEASE N° 240: https://www.iarc.fr/en/media-centre/pr/2015/pdfs/pr240_E.pdf (abgerufen am 29.11.2015 um 10:50 Uhr)

27 Q&A on the carcinogenicity of the consumption of red meat and processed meat. IARC, http://www.iarc.fr/en/media-centre/iarcnews/pdf/Monographs-Q&A_Vol114.pdf (abgerufen am 29.11.2015 um 11:05 Uhr)

28 Stiftung Warentest, test 7/2012, S. 22–29
29 http://www.umweltbundesamt.de/presse/presseinformationen/
    deutsches-trinkwasser-erhaelt-testnote-sehr-gut
30 Efficacy of water preloading before main meals as a strategy for
    weight loss in primary care patients with obesity: RCT, Obesity (Sil-
    ver Spring). 2015 Sep; 23(9):1785–91. doi: 10.1002/oby.21167. Epub
    2015 Aug 3
31 Immediate pre-meal water ingestion decreases voluntary food intake
    in lean young males. European Journal of Nutrition, pp 1–5, DOI
    10.1007/s00394-015-0903-4, Print ISSN 1436-6207
32 Pre-meal Water Consumption Reduces Meal Energy Intake in Older
    but Not Younger Subjects. Emily L. Van Walleghen, Jeb S. Orr, Chris
    L. Gentile and Brenda M. Davy. Obesity Volume 15, Issue 1, pages
    93–99, January 2007
33 Popkin BM, Barclay DV, Nielsen SJ. Water and food consumption
    patterns of U.S. adults from 1999 to 2001. Obes Res. 2005;
    13:2146–52
34 Clarkston WK, Pantano MM, Morley JE, Horowitz M, Littlefield JM,
    Burton FR. Evidence for the anorexia of aging: gastrointestinal transit
    and hunger in healthy elderly vs. young adults. Am J Physiol. 1997;
    272: R243–8
35 Sturm K, Parker B, Wishart J, et al. Energy intake and appetite are
    related to antral area in healthy young and older subjects. Am J Clin
    Nutr. 2004; 80:656–67
36 Rolls BJ, Dimeo KA, Shide DJ. Age-related impairments in the regu-
    lation of food intake. Am J Clin Nutr. 1995; 62:923–31
37 Parker BA, Chapman IM. Food intake and ageing – the role of the gut.
    Mech Ageing Dev. 2004; 125:859–66
38 Slower eating speed lowers energy intake in normal-weight but not
    overweight/obese subjects. J Acad Nutr Diet. 2014 Mar; 114(3):393–
    402. doi: 10.1016/j.jand.2013.11.002. Epub 2013 Dec 30
39 The effect of slow spaced eating on hunger and satiety in overweight
    and obese patients with type 2 diabetes mellitus. BMJ Open Diabe-
    tes Res Care. 2014 Jul 2; 2(1):e000013. doi: 10.1136/bmjdrc-2013-
    000013. eCollection 2014
40 Does eating slowly influence appetite and energy intake when water
    intake is controlled? Int J Behav Nutr Phys Act. 2012; 9:135
41 Eating slowly led to decreases in energy intake within meals in
    healthy women. J Am Diet Assoc. 2008 Jul; 108(7):1186–91. doi:
    10.1016/j.jada.2008.04.026

Bewegungskekse

 1 Circulation. 2011; 124:346–354
 2 z. B.: Int. J. Environ. Res. Public Health 2012, 9, 391–407
 3 Taylor F, Huffman MD, Macedo AF, Moore THM, Burke M, Davey
    Smith G, Ward K, Ebrahim S. Statins for the primary prevention of
    cardiovascular disease. Cochrane Database of Systematic Reviews
    2013, Issue 1. Art. No.: CD004816

4 Circulation. 2011 August 16; 124(7):789–795
5 http://health.gov/paguidelines/guidelines/chapter2.aspx (abgerufen am 15.11.2015 um 14:00 Uhr)
6 Medicine & Science in Sports & Exercise: July 2011 – Volume 43 – Issue 7 – pp 1334–1359
7 http://health.gov/paguidelines/guidelines/chapter2.aspx (abgerufen am 15.11.2015 um 14:00 Uhr)
8 Lee IM, Shiroma EJ, Lobelo F, Puska P, Blair SN, Katzmarzyk PT. Lancet Physical Activity Series Working Group. Effect of physical inactivity on major non-communicable diseases worldwide: an analysis of burden of disease and life expectancy. Lancet. 2012; 380(9838):219–229
9 Biswas A, Oh PI, Faulkner GE, et al. Sedentary time and its association with risk for disease incidence, mortality, and hospitalization in adults: a systematic review and meta-analysis. Ann Intern Med. 2015; 162(2):123–132
10 Pate RR, O'Neill JR, Lobelo F. The evolving definition of "sedentary." Exerc Sport Sci Rev. 2008; 36(4):173–178
11 Tremblay MS, Colley RC, Saunders TJ, Healy GN, Owen N. Physiological and health implications of a sedentary lifestyle. Appl Physiol Nutr Metab. 2010; 35(6):725–740
12 Too Much Sitting: The Population-Health Science of Sedentary Behavior. Neville Owen et al. Exerc Sport Sci Rev. 2010 July; 38(3):105–113. doi:10.1097/JES.0b013e3181e373a2
13 Causes of Death Associated With Prolonged TV Viewing – Sarah K. Keadle et al, Am J Prev Med 2015; 49(6):811–821
14 Television Viewing and Time Spent Sedentary in Relation to Cancer Risk: A Meta-Analysis. Daniela Schmid, Michael F. Leitzmann. JNCI J Natl Cancer Inst (2014) 106(7): dju098 doi:10.1093/jnci/dju098
15 Leisure Time Spent Sitting in Relation to Total Mortality in a Prospective Cohort of US Adults Alpa V. Patel et al, Am J Epidemiol 2010; 172:419–429
16 http://www.nytimes.com/2011/04/17/magazine/mag-17sitting-t.html?_r=1
17 Associations of objectively measured sedentary behaviour and physical activity with markers of cardiometabolic health. J. Henson et al, Diabetologia, DOI 10.1007/s00125-013-2845-9
18 Sitting-Time, Physical Activity, and Depressive Symptoms in Mid-Aged Women, Jannique G.Z. van Uffelen et al, American Journal of Preventive Medicine, Volume 45, Issue 3, Pages 276–281
10 Sedentary behavior increases the risk of certain cancers. http://jnci.oxfordjournals.org/content/106/7/dju206.full
20 Effects of 1 day of inactivity on insulin action in healthy men and women: interaction with energy intake. Stephens BR et al. Metabolism. 2011 Jul; 60(7):941–9. doi: 10.1016/j.metabol.2010.08.014
21 Muscle activity during daily life in the older people. Tikkanen O et al, Aging Clin Exp Res. 2015 Nov 2. doi:10. 1007/s40520-015-0482-5

22 Labor saved, calories lost: the energetic impact of domestic labor-saving devices. Lanningham-Foster L et al. Obes Res. 2003 Oct; 11(10):1178–81

23 http://www.nytimes.com/2011/04/17/magazine/mag-17sitting-t.html (abgerufen am 29.11.2015 um 18:55 Uhr)

24 https://de.wikipedia.org/wiki/Osteoporose

25 Effect of two jumping programs on hip bone mineral density in premenopausal women: a randomized controlled trial. Tucker LA et al. Am J Health Promot. 2015 Jan–Feb; 29(3):158–64. doi: 10.4278/ajhp.130430-QUAN-200

26 Meta-analysis of walking for preservation of bone mineral density in postmenopausal women. Martyn-St James M et al., Bone. 2008 Sep; 43(3):521–31. doi: 10.1016/j.bone.2008.05.012. Epub 2008 May 26

27 http://www.tk.de/tk/training/ausdauertraining/gesundheitliche-effekte/36870

28 http://www.acsm.org/about-acsm/media-room/news-releases/2011/08/01/acsm-issues-new-recommendations-on-quantity-and-quality-of-exercise

29 nach: http://www.asanayoga.de/blog/yoga-sonnengruss/

Glückskekse

1 http://www.planet-wissen.de/gesellschaft/psychologie/glueck/pwwbglueck100.html

2 http://www.derwesten.de/kultur/fernsehen/wdr-will-nrw-buerger-raus-aus-dem-stress-fuehren-id8640649.html

3 Happiness Unpacked: Positive Emotions Increase Life Satisfaction by Building Resilience. Michael A. Cohn et al Emotion. 2009 June; 9(3): 361–368. doi:10.1037/a0015952

4 http://www.healthline.com/health/happy-healthy-living (abgerufen am 30.11.2015 um 16:10 Uhr)

5 Happy People Live Longer: Subjective Well-Being Contributes to Health and Longevity. Ed Diener et al, APPLIED PSYCHOLOGY: HEALTH AND WELL-BEING, 2011, 3 (1), 1–43 doi: 10.1111/j.1758-0854.2010.01045.x

6 http://www.focus.de/gesundheit/ratgeber/psychologie/tid-32312/schneller-gesund-werden-die-biologie-des-gluecks-glueckliche-menschen-leben-laenger_aid_1041059.html (abgerufen am 30.11.2015 um 16:15 Uhr)

7 Dunn EW, Aknin LB, Norton MI (2008) Spending money on others promotes happiness. Science. 2008 Mar 21; 319(5870):1687–8. doi: 10.1126/science.1150952

8 http://www.zeit.de/2012/01/Glueck-lernen/komplettansicht

9 Gaining while giving: An fMRI study of the rewards of family assistance among White and Latino youth , Eva H. Telzer et al. Soc Neurosci. 2010 October; 5(5–6): 508–518. doi:10.1080/17470911003687913

10 Aknin LB, Sandstrom GM, Dunn EW, Norton MI (2011) It's the Recipient That Counts: Spending Money on Strong Social Ties Leads to Greater Happiness than Spending on Weak Social Ties. PLoS ONE 6(2): e17018. doi:10.1371/journal.pone.0017018

11 https://de.wikipedia.org/wiki/Achtsamkeitsbasierte_Stressreduktion (abgerufen am 05.12.2015 um 12:05 Uhr)

12 https://de.wikipedia.org/wiki/Jon_Kabat-Zinn (abgerufen am 05.12.2015 um 12:08 Uhr)

13 http://www.spektrum.de/news/gedanken-ohne-rhythmus/1045345 (abgerufen am 05.12.2015 um 12:25 Uhr)

14 http://www.zeit.de/zeit-wissen/2012/01/Meditation-auf-Rezept/komplettansicht

15 https://de.wikipedia.org/wiki/Th%C3%ADch_Nhat_Hanh#Gehmeditation (abgerufen am 05.12.2015 um 14:10 Uhr)

16 https://de.wikipedia.org/wiki/Kinhin (abgerufen am 05.12.2015 um 14:15 Uhr)

17 Thich Nhat Hanh, „Ich pflanze ein Lächeln", ISBN 3-442-30572-1, 1992 Wilhelm Goldmann Verlag, München 12. Auflage, Seite 37

18 Counting blessings versus burdens: an experimental investigation of gratitude and subjective well-being in daily life. Emmons RA, McCullough ME. J Pers Soc Psychol. 2003 Feb; 84(2):377–89

19 https://de.wikipedia.org/wiki/Gelotologie (abgerufen am 05.12.2015 um 18:45 Uhr)

20 http://flexikon.doccheck.com/de/Lachyoga (abgerufen am 05.12.2015 um 20:00 Uhr)

21 http://www.laughteryoga.org/english (abgerufen am 05.12.2015 um 20:05 Uhr)

22 The effect of laughter Yoga on general health among nursing students. Mohsen Yazdani, et al, Iran J Nurs Midwifery Res. 2014 Jan–Feb; 19(1): 36–40

Danksagung

Als Kind habe ich mir das Leben eines Autors ungefähr so vorgestellt: Ein einsamer Mensch sitzt in einem kleinen Zimmer vor einer Schreibmaschine und bringt seine Gedanken Wort für Wort zu Papier. Er beginnt auf Seite 1 und beendet seine Arbeit erst mit dem Wort „ENDE" auf der letzten Seite – viele Gläser Wein und kubanische Zigarren später.

Nun gut. Dieses Buch ist kein Roman, sondern ein Sachbuch. Ich rauche nicht, und Computer haben schon lange die alte Schreibmaschine abgelöst. Die Vorstellung eines Schriftstellers in meinem Kopf könnte nicht weiter entfernt von der Realität sein. Ein Buch entsteht nicht einsam im Gehirn des Schreibers, sondern über lange Zeit hinweg im Austausch und mithilfe von vielen Menschen. Und dafür bin ich dankbar! Denn man könnte mir kaum etwas Schlimmeres antun, als mich einsam in ein Zimmer zu sperren.

Ich möchte die letzten Seiten dieses Buches daher nutzen, um zumindest einigen dieser Menschen zu danken, die sich genauso wie ich in die Kekse verliebt haben. Es sind bei Weitem nicht alle und ich möchte auch gleich all die Menschen um Verzeihung bitten, die hier nicht erwähnt werden. Aber der Verlag war gnadenlos und hat die Menge des Textes stark begrenzt.

Ich werde regelmäßig gefragt, wie ich es schaffe, der Gastgeber mehrerer Fernsehsendungen zu sein, Bücher zu schreiben, mit der eigenen Bühnenshow durch Deutschland zu touren, eine Praxis zu leiten und nebenher auch noch für Frau und Kinder da zu sein. Ich antworte dann scherzhaft, dass die Kinder ja schon gezeugt sind – eine Aufgabe falle also weg. Der wirkliche Trick dabei aber ist, dass ich jeden Tag unglaubliche Unterstützung durch meine Familie erfahre. Nicht jede Frau würde ihrem Mann derart zur Seite stehen, wie Jasmin es tut. Sie achtet darauf, dass meine Töchter nicht ohne ihren Vater groß werden, auch wenn der häufig anstelle einer Gute-Nacht-Geschichte nur ein Lächeln über den Bildschirm nach Hause schicken kann. Den Mut zu besitzen, den Beruf als Zahnärztin aufzugeben, um ganz in der Familie aufzugehen, haben sicherlich nicht viele Menschen. Jasmin, ich danke Dir!

Was wäre ein Fernseh-Hausarzt ohne Arztpraxis? Dass ich nicht nur „Medien machen" kann, sondern weiterhin als Arzt arbeiten darf, wäre ohne mein Praxis-Team nicht möglich. Ein besonderer Dank geht an Caroline Timm, die als Fachärztin unermüdlich die medizinische Versorgung im Hausarztzentrum und die Stimmung bei unseren Patienten hochhält. Caro, ohne Dich wäre dieses Buch nicht möglich gewesen.

Für einen öffentlich-rechtlichen Fernsehsender ist es nicht selbstverständlich, dem Moderator des einzigen Medizinformates zu genehmigen, mit einem großen Keks im Mund auf dem Titelbild eines Buches zu erscheinen. Umso erfreuter war ich, dass das Keks-Buch nicht nur „genehmigt", sondern als alternativlos angesehen wurde. Danke für den Mut und die Hilfe an Achim Schöbel, Stefan Mugrauer, Ulrike Martin und die gesamte „Hauptsache Gesund"-Redaktion. Danke auch an Fritzi Hüsken von Telepool, die als eine der Ersten von den Keksen begeistert war.

Als die Idee entstand, ein Buch über Kekse in der Medizin zu schreiben, haben mich die meisten Leute verständnislos angeschaut. Zwei Menschen waren aber sofort von der Idee gefesselt und haben es sich nicht nehmen lassen, so lange auf mich einzureden, bis ich zugesagt habe, das Buch in ihrem Verlag zu publizieren: Maria Löffler und Erwin Kistler, die inzwischen für mich viel mehr sind als nur Geschäftspartner. Danke für Euer Vertrauen und Eure tatkräftige Unterstützung!

Beate Splett und Peter Schuchardt sind nicht nur ausgezeichnete Journalisten und Fernsehmacher, sie haben auch ein Gespür für Humor, der in der Medizin leider häufig zu kurz kommt. Danke Euch für die Überarbeitung des Manuskriptes und die vielen Hinweise, die Ihr mir gegeben habt.

Irmela Sommer ist bereits zum zweiten Mal meine Lektorin – und sie ist eine großartige Lektorin. Nicht nur, dass sie eine unfassbare Fachkenntnis und Gespür für Sprache hat. Sie bringt sich in jedes meiner Projekte mehr ein, als ich eigentlich erwarten dürfte. Danke Irmela, und Entschuldigung, dass ich Ihnen die Weihnachtszeit so stressig gemacht habe und Sie nach all den Buch-Keksen kaum noch Lust auf Gebäck hatten.

Nadine Kistler und Dr. Sandro Engelmann haben Stunden, wenn nicht Tage, damit verbracht, den Text zu korrigieren und jedes Satzzeichen auf korrekten Sitz zu kontrollieren. Ich danke Euch für Eure kritischen Hinweise zur Keks-Strategie.

Ein Buch wäre nur ein Text, wenn es nicht liebevoll grafisch gestaltet wäre. Danke an das Team von Kessler Druck + Medien und Benjamin Kindervatter für das Design im Inneren und Äußeren. Ich danke Martin Jehnichen für die tollen Fotos und dafür, dass er stets dafür gesorgt hat, dass ich immer ein klein wenig besser aussehe als der Keks.

Aber auch das beste Buch nützt keinem etwas, wenn man es nicht im Buchhandel finden kann. Ich danke Stefan Weikert und Stefan Michalke für den hervorragenden und unkomplizierten Vertrieb.

Und ich danke allen Menschen, die ich hier aus Platzgründen nicht erwähnen konnte, die mich aber trotzdem bei diesem Buch unterstützt haben. DANKE!!!

Register

Impressum

Haftungsausschluss:

Er & Ich Verlags GmbH
Copyright © 2016 Er & Ich Verlags GmbH
Maximilianstraße 21
86150 Augsburg
Website: er-und-ich-verlag.de
1. Auflage 2016
Projektkoordination: Nadine Kistler-Engelmann, Erwin Kistler
Text: Dr. med. Carsten Lekutat
Lektorat: Irmela Sommer
Umschlaggestaltung: Benjamin Kindervatter
Layout, Satz: KESSLER Druck + Medien GmbH & Co. KG
Fotografien Umschlag und Innenteil: Martin Jehnichen
Bild Seite 8 unten: Jana Olsen
Abbildung Seite 143: fotolia
Druck und Bindung: KESSLER Druck + Medien GmbH & Co. KG,
Michael-Schäffer-Str. 1, 86399 Bobingen

ISBN: 978-3-9817753-0-3